ESSAI

SUR LES

TEMPÉRATURES LOCALES

DANS LES

AFFECTIONS CHIRURGICALES

PAR

Camille PARIZOT,

Docteur en médecine de la Faculté de Paris,

PARIS

ADRIEN DELAHAYE et E. LECROSNIER, ÉDITEURS

PLACE DE L'ÉCOLE-DE-MÉDECINE

1881

ESSAI

SUR LES

TEMPÉRATURES LOCALES

DANS LES

AFFECTIONS CHIRURGICALES

PAR

Camille PARIZOT,

Docteur en médecine de la Faculté de Paris,

PARIS

ADRIEN DELAHAYE ET **E. LECROSNIER**, ÉDITEURS

Place de l'École-de-Médecine

—

1881

A MON PÈRE ET A MA MÈRE

Témoignage de ma profonde reconnaissance.

A MA SŒUR

A MON ONCLE

M. L'ABBÉ PARIZOT

Chanoine honoraire de Soissons.

A MES PARENTS, A MES AMIS

ESSAI

SUR

LES TEMPÉRATURES LOCALES

DANS LES

AFFÉCTIONS CHIRURGICALES

La thermométrie locale déjà appliquée depuis un certain nombre d'années, mais à de rares intervalles et presque exclusivement aux recherches physiologiques, semble, depuis deux ans, vouloir se faire aussi dans la clinique la place qu'elle avait su se créer dans la physiologie expérimentale.

Toutefois, les observations assez peu nombreuses (au moins celles qui ont paru) dans lesquelles ce nouvel élément a été utilisé pour venir en aide au diagnostic, ressortissent, pour la plupart, au domaine de la pathoogie inte rne.

Frappé de ce fait, et persuadé que les affections chirurgicales, souvent palpables, souvent sensibles à l'œil nu, pouvaient, plus que des lésions viscérales profondes, présenter sous le rapport des températures locales, des particularités tout au moins intéressantes, sinon utiles dans tous les cas, M. le Dr Terrillon, en prenant à la Pitié, pendant les vacances, le service de M. le professeur Verneuil, voulut nous confier le soin d'assurer, de confirmer ses prévisions, et de tirer les conclusions pratiques des faits observés,

En acceptant cette tâche, nous avions calculé les avantages de ce travail, non les difficultés.

Les avantages découlaient de l'originalité relative du sujet, du grand nombre d'observations personnelles que nous allions être obligé de suivre, de la nécessité où nous nous trouvions de guetter, pour ainsi dire, l'arrivée des nouveaux malades, avant qu'aucune application topique, aucune opération ne fussent intervenues.

Les difficultés, insensibles au début, se sont dévoilées par la suite, alors que quelques conseils, quelques encouragements eussent été nécessaires.

Nous étions, après deux mois de labeur, près d'abandonner notre sujet, lorsqu'à ce moment M. le Dr P. Redard nous est fort à propos venu en aide. M. le Dr P. Redard, dont nous ignorions les travaux, a recueilli dans ces deux dernières années, au moyen d'appareils thermo-électriques spéciaux, un nombre considérable d'observations sur les sujets les plus variés. Ces observations prises plutôt à un point de vue scientifique, il nous semble, et dont un petit nombre a été publié, paraîtront prochainement en un volume qui fera, sans nul doute, autorité dans la matière. C'était donc pour nous une bonne fortune que de pouvoir parler de notre sujet avec quelqu'un qui s'y intéressât, qui en connût les détails et la critique.

Nous avons depuis lors observé plusieurs fois en commun, et sauf deux au trois exceptions, de nos recherches faites avec deux appareils différents, les unes ont confirmé les autres.

Notre étude personnelle, n'embrassant une période que de quatre mois, ne s'est pas bornée à une ou deux lésions. Plusieurs années passées dans un même service, ou le parcours quotidien des divers hôpitaux pendant quelques mois eussent été nécessaires pour un travail de ce genre.

Nos visées étaient plus modestes.

Suivant le conseil de M. Terrillon, nous nous sommes arrêté sur les tumeurs, les ecchymoses, les contusions, etc., en un mot, sur tout ce qui paraissait justiciable d'une application thermométrique. Nous avons pu ainsi recueillir une certaine quantité de faits, dont la moitié environ, ayant trait à des lésions diverses s'étant présentées une seule fois, ne nous permettra d'établir que des données. Quant à l'autre moitié, concernant des affections assez fréquentes et qui se sont, pour cette raison, présentées au moins deux fois, nous avons pu, avec l'excellent concours des quelques observations de M. Redard y créer des groupes et en tirer des conclusions.

Chemin faisant, nous avons noté un assez grand nombre de remarques de thermométrie physiologique tant

normale que pathologique ; elles seront relevées à la suite
des divers groupes auxquels elles se rattachent.

On nous reprochera peut-être avec quelque raison de
n'avoir pas suffisamment suivi nos observations ni con-
trôlé plus souvent nos premières explorations. C'est là
un défaut dont l'inconvénient nous est apparu au dernier moment, mais auquel il était, dès lors, difficile de
remédier. Les expérimentateurs qui viendront après
nous devront se garder contre cet écueil né de notre
inexpérience.

De ces quelques explications se dégagent les réflexions suivantes :

Notre travail, travail d'essai, avait pour but de jeter
à travers un champ d'étude peu exploré jusqu'ici, un
certain nombre de jalons dont la position devait être,
nous l'espérions, vérifiée et acceptée dans la suite.

Nous nous étions avancé dans cette voie, parce qu'on
nous y avait fait entrevoir la possibilité d'y découvrir,
pour certaines affections chirurgicales, *un nouvel élément
utile au pronostic, au diagnostic et au traitement*.

C'est un résultat que, malgré nos efforts, nous n'avons
qu'imparfaitement obtenu.

Nous adressons toutefois nos remerciements à notre
excellent maître M. le Dr Terrillon, à qui nous devons
le sujet de cette thèse, et à M. le Dr Redard dont les
conseils nous ont été si précieux, et dont les notes déta-
chées de son prochain ouvrage, et qu'il nous a autorisé
à publier par anticipation, donnent à notre travail un
poids qu'il n'eût sans doute pas acquis par lui-même.

Historique.

Les travaux relatifs à la thermométrie locale appliquée à la clinique, qui ont paru jusqu'à ce jour ne portent que sur un très petit nombre d'affections.

Deux thèses faites sous l'inspiration de M. le professeur Peter et ayant pour sujet, l'une : *Des températures morbides locales dans les diverses périodes de la tuberculose pulmonaire* (Bagneris, Th. de Paris, janvier 1879) ; l'autre : *Températures locales dans la chlorose et la tuberculose au début. — Diagnostic différentiel* (Forest, Th. de Paris, mai 1880), nous donnent les noms des divers auteurs qui ont traité ce sujet et les résultats par eux obtenus.

Au siècle dernier, Hunter prit la temperature sur une hydrocèle après ponction et injection. Il trouva 3 à 4 degrés Réaumur d'élévation.

Dans les premières années de ce siècle, Davy appliqua le thermomètre sur des régions du corps s'éloignant de plus en plus du cœur. Il trouva un écart de 4 degrés 1/2 entre la température de l'aisselle et celle de la plante du pied de l'homme.

A une époque plus rapprochée de nous, Becquerel et Breschet appliquèrent de même le thermomètre dans plusieurs cas d'adénite aiguë, ils obtinrent des résultats identiques à ceux de Hunter.

Billroth établit, d'après un certain nombre d'observations, que la température des parties enflammées est toujours inférieure à la température générale.

Huppert également, dans des travaux publiés en 1873

affirme avoir toujours trouvé la température générale supérieure à celle du foyer morbide.

John Simon qui, le premier, employa un appareil thermo-électrique pour la détermination des températures locales dans les foyers inflammatoires, confirma les conclusions de Huppert et Billroth, en signalant ce fait : le sang artériel arrivant dans un tissu enflammé est moins chaud que celui qui en sort.

Broca, le savant si regretté au nom duquel se rattachent, en France, parmi d'autres découvertes, les premiers travaux importants publiés sur la thermomètrie locale, put en 1873, par ce procédé, diagnostiquer une embolie cérébrale. Une note assez développée, *De la thermométrie cérébrale*, présentée par lui au congrès du Havre, le 30 août 1877, fut très remarquée à cette époque, et devint sans doute le point de départ du mouvement qui se fit autour de cette nouvelle méthode d'exploration, et alla s'accentuant peu à peu depuis lors. Les premières observations de Broca sur la thermométrie cérébrale datent de 1869. Les essais du même auteur sur la thermométrie locale en général remontent à l'année 1865.

Dès 1863 cependant, M. Peter avait, sur le même sujet, commencé des recherches physiologiques et pathologiques ; mais sa première communication à l'Académie ne fut faite qu'en avril 1878 ; elle avait trait à la température locale dans la pleurésie. En septembre 1878, seconde communication sur la tuberculose commençante et confirmée.

Les conclusions de M. le professeur Peter étaient que, dans tout travail morbide, il existe une augmentation de température.

Ces conclusions ont été reprises dans les deux thèses citées plus haut, par deux de ses élèves qui en ont tiré des indications rationnelles quoique très contestées, pour le diagnostic des cavernes pulmonaires (Th. de Bagneris) et pour le diagnostic différentiel de la chlorose et de la tuberculose au début (Th. de Forest).

En 1878, M. Voisin, à la Salpêtrière, déduisit d'un certain nombre de faits, que, dans le délire maniaque, à quelque folie qu'il appartienne, il y avait toujours élévation de la température locale prise sur la boîte crânienne ; mais la seconde partie de ses conclusions se trouve en désaccord avec celles de Billroth, John Simon et Huppert. En effet, M. Voisin a trouvé dans certains cas la température locale supérieure à la température générale ; ce que n'avaient jamais observé les auteurs précités.

En 1879, Lombard en Angleterre, publia sur les températures cérébrales, considérées à l'état de repos et d'activité du cerveau, un ouvrage important dont on trouvera l'analyse dans le travail de M. Redard.

En janvier 1880, M. Colin (d'Alfort) fit à l'Académie, une longue communication sur laquelle nous aurons à revenir à propos du procédé opératoire. Dans son Mémoire, M. Colin qui, dit-il, s'occupe depuis 20 ans de thermométrie locale cite, les chiffres obtenus sur un cheval en appliquant successivement le thermomètre sur des parties de plus en plus éloignées de la région du cœur. Les parties observées sont au nombre de 18.

Ce qui frappe le plus dans le tableau de M. Colin, c'est le refroidissement rapide des régions, à mesure qu'elles s'éloignent des grandes masses du tronc, notam-

ment celui des membres à compter du genou et du jarret.

Dans les observations de Davy, l'écart entre la température de l'aisselle et celle de la plante du pied de l'homme était de 4 degrés et demi; pour le cheval cet écart est de 25 degrés et demi, et il se montre quelquefois encore plus considérable, dit le savant professeur d'Alfort.

L'élan était donné; l'année 1880 apporte un contingent notable à la question de la thermométrie locale; mais ses applications ne portent toujours que sur des faits de physiologie normale ou de pathologie médicale.

Nous citons aussi brièvement que possible et selon leur date les diverses communications faites sur ce procédé tant à la Société de biologie qu'à l'Académie ou à la Faculté de médecine dans ces douze derniers mois.

Société de biologie (séance du 10 janvier 1880). — Présentation d'instrument, et résultats obtenus dans les affections pulmonaires. M. Laborde, au nom de M. Mortimer-Granville (de Londres.)

Académie de médecine (séance du 27 janvier 1880). — M. Colin. Détermination de la température des parties superficielles du corps.

Société de biologie (Séance du 7 février 1880.) — Températures locales chez les phthisiques, par M. Lépine, de Lyon.

Société de biologie. (séance du 24 avril 1880). — Présentation d'instrument et résultats obtenus dans la thermométrie cérébrale. M. Amidon.

Th. de Paris, 1880. M. Forest (voir plus haut).

Société de biologie (séance du 19 juin 1880). — Températures cérébrales superficielles. M. Franck.

Société de biologie (séance du 17 juillet 1880). — Note sur un appareil thermo-électrique destiné à la recherche des températures locales. M. Redard.

Congrès de Reims 1880. — *Séance du* 19 *août.* Thermométrie cérébrale. M. Franck.

Société de biologie (séance du 23 octobre 1880). — Température de la peau du thorax à l'état physiologique et dans la pneumonie et la pleurésie aiguës. — M. P. Redard.

Dans la même séance, M. Franck présenta une thèse intitulée : *Contribution à l'étude des températures périphériques et particulièrement des températures dites cérébrales dans les cas de paralysies d'origine encéphalique* par H. Blaise, Th. Montpellier 1880.

Les conclusions de ce travail très volumineux établissent qu'il n'existe aucun rapport entre les températures centrales de la substance cérébrale et les températures périphériques des parties correspondantes du cuir chevelu. Ces conclusions sont donc en contradiction avec les données acquises jusqu'à ce jour. Ce résultat ne saurait nous étonner en ce qui concerne la thermométrie cérébrale, laquelle paraît destinée à subir encore de nouvelles fluctuations dont il n'est d'ailleurs pas facile de déterminer les causes.

En résumé, la clinique médicale s'était fait la plus arge part dans toutes ces recherches. La chirurgie n'y avait, pour ainsi dire, pas de place.

C'était une lacune à combler.

Nous apportons à cette tâche le faible contingent de nos pénibles, quoiqu'intéressantes recherches ; et les résultats obtenus quoique très incomplets, ne nous permettent pas de par tager l'opinion de M. le professeur Gavarret disant que « pour constater la température des parties superficielles du corps, le thermomètre ne peut rendre que très peu de services. » (*De la chaleur produite par les êtres vivants*. p. 104).

Appareils. — Les appareils dont se sont servis les expérimentateurs en thermométrie locale ont été le plus souvent des thermomètres à mercure. La forme en a beaucoup varié, les uns vantant le réservoir spiralé, d'autres le réservoir discoïde, d'autres, le réservoir conique, etc.

M. Colin, dans sa communication à l'Académie de médecine (Séance du 27 janvier 1880) relative à la température superficielle du corps, regrette « que les physiciens, aujourd'hui si féconds en découvertes et en applications merveilleuses ne nous donnent pas les instruments propres à obtenir rapidement et sûrement toutes les indications thermométriques dont la physiologie et la clinique peuvent avoir besoin à chaque instant. » Puis, parlant des thermomètres affectés à la détermination de la température générale, il fait remarquer que « le plus souvent, le réservoir en est si volumineux qu'ils mettent quatre, cinq minutes et plus, à donner la température cherchée, de sorte que, si l'on est pressé ou impatient, on lit trop tôt une indication fautive. Enfin, et c'est là leur défaut capital, ils se prêtent mal à la détermination de la température des surfaces. »

La communication de M. Colin est accompagnée de la présentation d'un instrument dont la sensibilité et la précision ne laisseraient rien à désirer. Mais c'est là, fait-il remarquer, un objet d'art réservé à un petit nom·bre d'expérimentateurs. »

Si les éloges de M. Colin à l'endroit de cet appareil sont mérités, nous ne pouvons que regretter de n'avoir pas été du « petit nombre des expérimentateurs. » Mais nous déclarons n'avoir pas eu connaissance d'un instrument aussi parfait.

M. le Dr P. Redard, dans son prochain ouvrage, consacrera un chapitre spécial à la description de ces divers instruments, avec figures à l'appui. Pour lui, disons-le tout de suite, un bon thermomètre à mercure pour températures locales, est encore à trouver. Aussi, après les avoir tous essayés, après en avoir lui-même fait construire de formes variées, rejette-t-il le plus grand nombre d'entre eux (nous n'avons pas en vue celui de M. Colin) comme incommodes ou même infidèles, pour s'en tenir à l'appareil thermo-électrique construit sur ses indications et présenté par lui à la Société de Biologie (séance du 27 juillet dernier.)

Nous avons, pour notre part, vu maintes fois la manœuvre de l'appareil de M. Redard. Nous n'hésitons pas à reconnaître qu'une fois équilibré, il est d'un maniement simple et commode, qu'il est très sensible, et que les indications en sont faciles à lire. Mais le fonctionnement du galvanomètre exige un plan bien horizontal : le défaut de plan horizontal peut, il est vrai, être corrigé au moyen de trois ou quatre vis de rappel ; toutefois cette correction, nécessaire après chaque transport du galvanomètre, constitue une perte de temps notable, si ce transport

doit être effectué auprès de 4 ou 5 malades dans un espace de temps déterminé.

L'appareil thermo-électrique est , croyons-nous, le
meilleur sans contredit, pour les expérimentations cli -
niques faites en laboratoire, alors que le malade se dé-
place près du thermomètre et non le thermomètre près
du malade. Mais il convient moins dans les cas, fréquents en chirurgie, où l'individu à expérimenter est,
par la nature de son affection, forcé de garder le lit.

L'instrument que nous avons choisi pour notre usage,
comme remplissant les conditions, nécessaires de *rapidité*, de *commodité*, et de *précision* est le thermomètre à
mercure construit par M. Alvergniat, et désigné par lui
sous le nom de thermomètre Voisin.

La figure hors texte ci-jointe, en grandeur naturelle,
en donne une vue très-exacte

Cet instrument est *rapide*. En effet : 1° La quantité du
mercure contenu y est évaluée à 3 millimètres cubes au
maximum. Un thermomètre ordinaire à température générale en contient de 40 à 50 mm. c., peut-être plus.
2° Le réservoir a un diamètre de 1 mm. 3 dixièmes environ ; aussi, appliqué avec une pression très-légère sur
la peau, est-il en contact avec elle par toute la moitié du
cylindre qu'il représente. Le réservoir d'un thermomètre à température générale , cylindrique d'ordinaire ,
mais aplati si on le veut, n'arriverait pas, dans les mêmes conditions, au contact de la peau par la moitié de
sa surface ; il faudrait toujours tenir compte de l'épaisseur de la couche de mercure.

Donc en raison de la petite quantité du liquide, et de

la surface relativement grande de contact, cet instrument est rapide ; et cette rapidité est telle que, si l'on a eu *soin, au début d'une observation , d'échauffer, pendant une demi-minute, le réservoir dans la pulpe des doigts*, et qu'on l'applique immédiatement après sur la région à explorer, on peut lire le résultat définitif au bout de deux minutes et demie, trois minutes au plus.

Il est *commode*, et applicable partout, sur toutes les saillies. Qu'on veuille prendre la température, au niveau par exemple d'une fracture de la malléole externe. La région, gonflée à ce niveau, permet très bien l'application de l'instrument. Mais qu'on vienne à porter le réservoir sur la malléole externe opposée, très dépourvue de tissu cellulo-adipeux en général, l'observation, déjà délicate avec l'appareil Voisin, devient incorrecte avec d'autres instruments dont la surface plus large, n'a pas au contact, de ce côté, tous les points qu'échauffait la peau du côté de la fracture.

De plus, les autres thermomètres sont fixés sur les régions malades, au moyen de bandes, de courroies, etc. Ce procédé, pratique en médecine, l'est beaucoup moins en chirurgie où les régions à explorer sont souvent très douloureuses et ne tolèrent pas la moindre pression. Comment, par exemple, fixer un thermomètre sur une orchite ? Notre appareil, tenu à la main, n'a pas d'inconvénient pour le malade ; il fatigue peut-être un peu plus l'observateur ; mais on nous en voudrait de compter avec de si petits détails.

Enfin, il est *précis*, suffisamment précis. En effet, la loupe qui surmonte le tambour, et à travers laquelle se fait la lecture, permet, avec un peu d'attention, d'apprécier parfaitement les dixièmes de degré. Toutefois, un observateur peu au courant, doit se méfier de la loupe ; il se passe là un phénomène de réfraction qui devient rapidement une cause d'erreur s'il n'y prend garde.

Voici ce qui peut arriver. Le thermomètre, tenu à la main par le tambour, est appliqué sur une région. Au bout de trois minutes, on note le degré. Les positions de la main, du thermomètre et de la région restent les mêmes ; mais l'observateur fait un mouvement de tête, puis revient ; il trouve une différence de 5 dixièmes à 1 degré en plus ou en moins ; et cependant la colonne mercurielle n'a pas bougé. Que s'est-il passé ?

Le rayon visuel ayant repris, *à peu près*, sa position, n'est cependant pas retourné dans son axe primitif, mais s'est élevé ou abaissé d'une certaine quantité, ce qui a produit l'écart plus ou moins considérable.

Or entre les deux résultats, lequel choisir.

Nous nous croyons autorisé, après avoir pris plus de 750 températures au moyen de l'appareil Voisin, à énoncer le principe suivant, dont l'application constante nous permet de garantir l'exactitude de nos chiffres.

Après deux minutes et demie ou trois minutes d'exploration, la colonne mercurielle est stationnaire ; l'observateur, avant de considérer comme définitif le chiffre qu'il vient de lire, juge si le trait le plus rapproché du ménisque, et indiquant soit un degré soit un demi-degré, est *exactement horizontal*. Il voit dans ce cas tous les traits supérieurs formant chacun une concavité dirigée en haut et d'autant plus marquée que les traits sont plus élevés. Les degrés inférieurs présentent un phénomène inverse, c'est-à-dire que leur concavité est dirigée

en bas. Mais si, par suite de la mauvaise position pri-
mitive de la tête ou de l'instrument, le trait le plus rapproché du ménisque n'est pas exactement horizontal, l'observateur n'a qu'à déplacer son axe visuel en haut ou
en bas, et le résultat cherché est vite obtenu.

Nous ne pouvons entrer ici dans des explications plus
détaillées à l'endroit de ces jeux de réfraction à travers
la lentille. Mais nous croyons en avoir dit assez pour
être compris de ceux qui auront à faire usage de notre
thermomètre (1).

Au dernier moment, on nous annonce un nouvel
appareil pour températures locales, basé, d'après le sys-
tème de Bréguet, sur l'inégale dilatation linéaire ou
cubique des divers métaux à diverses températures. Cet
appareil sera excellent, nous n'en doutons pas; mais
nous croyons, pour notre part, que les cliniciens de-
vraient plutôt chercher à déterminer les conditions
d'application des instruments existants qu'en créer de
nouveaux.

Procédé opératoire. — « Davy, dit M. Colin, dans sa
« communication à l'Académie, a cherché à déterminer
« la température de la peau, la température des sur-
« faces... et il a eu le bon esprit de ne pas la modifier
« ou de ne pas l'exagérer comme on le fait aujourd'hui;
« il a voulu déterminer la température vraie de la peau,

(1) Nous avons plusieurs fois entendu dire de notre instrument qu'il *devait* être fragile. Pourquoi? — Nous n'en avons eu à notre disposition qu'un
seul pendant quatre mois et demi, et toujours le même. L'unique précaution que nous avons prise pour le conserver a été de lui éviter tout choc
violent ou une chute de hauteur. Tous les thermomètres en sont là.

« et non celle que la peau peut acquérir au bout d'un
« certain temps, en un mot, il l'a prise telle qu'elle est,
« et non telle qu'elle devient par le réchauffement. »

Nous sommes heureux de nous être trouvé, dès le
début de nos travaux, en conformité d'opinion avec deux
éminents observateurs, Davy, et après lui M. Colin. En
effet, toutes nos applications locales du thermomètre ont
été faites à découvert, sans aucune protection du réservoir contre l'influence de l'air ambiant (cette dernière
manière d'agir est en partie combattue par M. Colin).

Nous avons, de ce procédé, fait très rapidement notre
règle de conduite, à la suite d'une série d'observations
minutieuses contrôlées par des intéressés, au nombre
desquels s'est trouvé plus tard M. le Dr Redard.

Il nous a été ainsi démontré que, avec notre appareil,
et dans toute application ne dépassant pas trois minutes,
entre deux observations successives, l'une à réservoir
découvert, l'autre à réservoir recouvert de ouate, la
différence de hauteur se chiffrait par 2 dixièmes, rare-
ment 3 dixièmes de degré en plus du côté de l'observation à couvert.

L'erreur était donc négligeable, d'autant que nous
n'avions jamais eu l'idée d'obtenir les températures ab-
solues des affections observées, mais bien le rapport
entre la température de la région malade dans ces
mêmes affections, et la température de la région symétrique du côté sain.

Au reste, M. le Dr Redard dont la compétence dans la
matière est indiscutable, ne couvre pas plus que nous les
régions sur lesquelles fonctionnent ses plaques thermo-
électriques.

Ce résultat assez inattendu, à ne s'en rapporter qu'aux travaux faits jusqu'ici sur le sujet, doit être attribué, selon nous, aux causes suivantes : 1° Surface du réservoir en contact avec la peau, relativement étendue ; 2° Faible quantité de mercure à échauffer ; avantage considérable auquel vient s'ajouter le faible degré du pouvoir émissif de /ce métal ; 3° Circonscription (vu le faible diamètre du réservoir) de la partie libre de ce réservoir par une couche d'air tellement voisine de la peau que cette couche non agitée est à une température très rapprochée de celle de la peau elle-même.

Pour tous ces motifs, nous croyons, comme M. Colin, qu'il ne faut pas, dans la détermination des températures locales superficielles « faire intervenir une cause sé-« rieuse d'erreur résultant de l'application d'ouate, de « coussins ou de ceintures qui échauffent plus ou moins « les parties explorées. » Et nous adoptons absolument, pour le *procédé opératoire*, les trois premières conclusions du professeur d'Alfort : « 1° Appliquer le ther-« momètre, dans les régions à explorer, tout en le sor-« tant de la poche ou de la main, afin qu'il soit à une « température voisine de celle qu'on veut déterminer; « 2° Le maintenir exactement en contact avec la peau. » Nous ajouterons : avec une pression égale sur les points opposés et symétriques. « 3° Eviter de souffler sur le « réservoir en suivant ou en notant l'ascension de la « colonne mercurielle. »

Quant à la quatrième conclusion ainsi conçue : « 4° Don-« ner au disque d'étoffe destiné à neutraliser l'action de l'air « la forme d'une cupule, d'une demi-coquille ou toute

« autre, de façon que ce couvercle ne soit pas en contact
« avec le réservoir. » d'après nos observations, et en
raison du but que nous nous sommes proposé d'atteindre, nous nous permettons de la considérer comme
inutile. Toutefois, nous regardons comme indispensable
la précaution suivante, avant toute exploration : si la
région à observer est enveloppée de bandes, de compresses ou enduite d'un topique, et que la région opposée symétrique soit à découvert, il faut, dix minutes
ou un quart d'heure avant l'application du thermomètre,
enlever bandes, compresses ou topique, qui, provoquant
la congestion sanguine aux alentours, ne pourraient
que fausser les résultats obtenus.

En ce qui concerne plus spécialement le mode d'application de notre thermomètre, nous n'avons que peu
de choses à ajouter.

L'instrument, maintenu au moyen de deux ou trois
doigts fixés en divers points du tambour, est appliqué
par le réservoir sur la région à explorer. La pression
doit-être médiocre, mais égale dans les points opposés
et symétriques, comme nous venons de le dire plus
haut. L'œil suit, à travers la loupe, les mouvements de
la colonne mercurielle. Une recommandation utile,
c'est de s'asseoir dès le début près du malade et de prendre là un point d'appui pour le bras et la main qui sou-
tiennent le thermomètre ; sans cette précaution, après
4 ou 6 applications successives, on éprouve une sensation de fatigue rapide.

Ces explications données, nous nous croyons autorisé

à attacher quelque valeur aux observations ci-jointes de thermométrie locale superficielle : elles constituent la partie capitale de notre travail.

Mais, nous dira-t-on, ces températures sont des températures de surface, des températures de la peau.

C'est vrai ; nous ne faisons pas difficulté de l'avouer. Mais comme il est bien certain (toutes nos explorations le démontrent) qu'il y a un rapport sensible entre la température des couches non pas profondes, mais seulement moyennes d'une région, et la température superficielle de cette même région, et que de plus, ce rapport ne varie guère, la chaleur superficielle s'élevant ou s'abaissant d'une certaine quantité, selon que la chaleur de la couche moyenne s'élève ou s'abaisse de la même quantité, nous ne croyons pas l'objection bien fondée.

Nous avons d'ailleurs toujours pour nous M. Colin, disant : « La preuve que les données du thermomètre appliqué à la surface de la peau sont extrêmement rapprochées de la vérité est, qu'elles sont sensiblement équivalentes à celle de l'instrument engagé dans un trajet sous-cutané creusé par la sonde ou le trocart (chez les animaux.) » (*Acad. de médecine*, 27 janvier 1880).

Nous donnons ici avant nos observations personnelles, au nombre de 57, un certain nombre de conclusions que M. le D\u0072 Redard a bien voulu nous communiquer, sur les articulations. — Les premières ont trait à la physiologie normale, qui, ne rentrant pas dans notre cadre, n'a en aucun cas, fait le sujet de nos explorations.

Les autres, au nombre de trois ou quatre, se trouvent

confirmées par quelques-unes des observations publiées dans ce travail; nous avons eu soin de le noter chaque fois que l'occasion s'en est offerte.

Relativement à la lecture de nos chiffres, dans la colonne *Diff.* (différence), les quantités exprimées sont positives toutes les fois qu'elles ne sont précédées d'aucun signe.

Dans le cas contraire, elles sont précédées du signe — moins,

La première colonne à gauche donne toujours (sauf dans la deuxième exploration de l'observ, XXV) la température de la partie malade.

SUR LA TEMPÉRATURE LOCALE DES ARTICULATIONS A L'ÉTAT NORMAL ET PATHOLOGIQUE.

Par M. le Dr P. Redard.

Conclusions.

I. — A l'état normal, la tempsrature qui recouvre les articulations *est variable.* Suivant la température extérieure, suivant que le membre est recouvert par un corps isolant, de la ouate, des draps de lit, ou exposé à l'air libre, la température varie de 4, 5, 6 degrés.

II. A mesure que l'on s'éloigne du tronc la température des articulations est moins élevée.

La moyenne des chiffres observés pour les articulations principales est :

Articulation du genou, face ant.......................... 34°
   —   —   face post. poplitée................. 35,5

Articulation tibio-tarsienne, face ant...................... 34°
    —   —   parties latérales................ 33,5
    —   —   face post...................... 33,5
Articulation du coude, face ant........................... 35,5
    —   —   face post. (au niveau des culs-de-sac).. 33°
Articulation du poignet, face ant......................... 33°
    —   —   face post........................ 30,5

III. — La température locale des articulations est plus élevée dans le sens de la flexion, au voisinage des gros vaisseaux, que dans le sens de l'extension.

IV. — Les mouvements répétés de flexion et d'extension des articulations pendant 5 à 6 minutes élèvent localement la température au niveau de l'articulation en travail (de 5 dixièmes à 1°), et la température du membre jusque dans des points éloignés. C'est ainsi que les mouvements répétés de l'articulation tibio-tarsienne élèvent la température du membre jusqu'à la racine. (2 à 4 dixièmes.)

V. — A l'état pathologique, la température ne peut donner des renseignements utiles et précis que dans l'exploration des articulations superficielles. Les articulations profondes (coxo-fémorale, humérale dans le creux de l'aisselle) peuvent être violemment enflammées alors que la température de la peau qui les recouvre est à peine élevée de 5 à 6 dixièmes.

VI. — Dans l'entorse, la température locale s'élève quelques heures après l'accident, atteint son minimum du deuxième au quatrième jour, pour diminuer ensuite.

Dans les cas d'entorse compliquée (épanchement sanguin, arthrite) la température locale se maintient très élevée pendant toute la durée de l'affection.

Dans certains cas, *la température locale reste longtemps encore élevée, bien que le membre paraisse revenir en apparence à l'état normal.* L'élévation de la température, dans ce cas, est importante à connaître ; elle nous paraît indiquer la persistance d'une inflammation articulaire.

Avec l'élévation de la température, on observe de la gêne dans les mouvements, des douleurs persistantes.

L'exploration de la température locale dans les cas d'entorse chronique donnera des renseignements sur la persistance de la phlegmasie articulaire et servira par conséquent de guide au traitement.

VII. — Dans la contusion articulaire, l'élévation de la température locale est en rapport avec la violence de la contusion et le degré de l'inflammation.

VIII. — Dans les épanchements sanguins articulaires, la température locale s'élève du troisième au quatrième jour pour persister à un degré plus ou moins élevé selon la violence de l'inflammation.

IX. — L'arthrite traumatique s'accompagne d'élévation de la température au niveau et au voisinage de l'articulation atteinte (de 2 à 3 degrés.) Dans les cas où l'articulation doit suppurer, l'élévation de la température locale est très notable, se rapprochant de la température générale. (Dans aucune de nos observations la température générale n'a été dépassée par la température locale.)

X. — Dans les arthrites aiguës d'origine rhumatismale, blennorrhagique, puerpérale, l'élévation locale de la température est très marquée. Cette élévation n'existe pas seulement au niveau, mais au voisinage de l'articulation et même dans tout le membre correspondant. Le maximum d'élévation a lieu au niveau du foyer inflammatoire. Dans les cas de fièvre intense, la température générale de la peau s'élève et tend à se rapprocher de la température centrale. C'est ainsi que dans un cas d'arthrite rhumatismale violente, nous trouvons :

Température du genou malade.		37,3
— du genou sain		36,2
— axillaire.		38°

Dans les *tumeurs blanches* la température locale donne des renseignements utiles.

Au niveau des fongosités superficielles, la température locale, comparée à celle des parties voisines est plus élevée de 3 à 5 dixièmes. L'hydarthrose élève moins la température que la présence des fongosités.

Dans les cas de formation de pus, la température de l'articulation s'élève principalement au niveau des points fongueux ou d'ostéite en voie de transformation purulente. Autour des trajets fistuleux la peau présente, comparée à la température des parties voisines , un abaissement thermique.

Dans l'arthrite sèche, la température locale ne subit

pas de variations notables, les élévations observées ne dépassant pas 3 à 4 dixièmes.

Dans les ankyloses anciennes, on trouve souvent des élévations de 5 dixièmes à 1°. Ces élévations indiquent un certain degré de persistance d'inflammation articulaire. La recherche de la température locale pourra fournir, dans ces cas, d'utiles indications pour le traitement. (L'observation XVIII vient à l'appui de cette assertion.)

XI.— L'hydarthrose s'accompagne toujours d'une élévation de température de 5 dixièmes à 1° pour l'hydarthrose chronique d'origine rhumatismale, de 1° à 2° pour l'hydarthrose traumatique au début.

XII. — Les corps étrangers articulaires s'accompagnent d'une élévation locale modérée de la température qui indique la coexistence d'une inflammation articulaire.

OBSERVATIONS PERSONNELLES

Tumeurs blanches.

OBSERVATION I (1).

Tumeur blanche du genou.

L...(Honorine), 21 ans, couturière. Entrée salle St-Augustin, n° 27 le 21 avril 1880. Antécédents personnels strumeux, ganglions, blépharite, etc. En 1877, chute sur le genou gauche qui dans les jours suivants devint le siège d'un gonflement considérable. Une série de

______

(1) Toutes nos observations ont été (sauf trois) recueillies dans le service de M. le professeur Verneuil à la Pitié.

traitements lui furent appliqués successivement sans grands résultats. A l'hôpital, on applique un appareil amovo-inamovible. Electrisation fréquente. Au bout de quelques jours, une petite tumeur qui disparaît revient, puis disparaît, pour revenir encore, se montre à la région externe du genou gauche.

Le 20 juillet, on applique deux cautères sur cette région, et on enferme tout le membre dans un appareil ouaté, pendant un mois.

Lorsque nous commençâmes à observer la malade, le genou formait une tumeur sphérique volumineuse avec prédominance de la région externe. La cuisse, et surtout la jambe ont diminué de volume. L'écart de température entre les deux articulations correspondantes est très marqué.

4 septembre.		Genou gauche.	Genou droit.	Différence.
PART. INT.		34,5	32,5	2°
PART. EXT.	Supér.	34°		
	Moy.	34,8		
	Infér.	35,4	31,2	moy. 4°
	Infér. post.	35,5		
	Entre les eschares.	35,5		
	Sur une eschare.	34,5		

15 septembre.	Genou gauche.	Genou droit.	Différence.
Part. ext.	34°	30,6	3,4
Part. int.	33,7	32,7	1°
Part. ant.	33,2	29,1	4,1

8 octobre.	Genou gauche.	Genou gauche.	Différence.
Part. ext.	34°	29,1	5,1
Part. ant.	33°	29,1	4,1
Part. int.	33,8	31,1	2,7
Jambe.	30,8	29,8	1

Dans le courant du mois de décembre, nous avons plusieurs fois désiré soumettre la malade à une dernière exploration ; mais le membre atteint était toujours enveloppé dans un appareil que nous ne pouvions pas ôter nous-même. Nous croyons cependant qu'il y aurait intérêt à poursuivre cette observation.

OBSERVATION II.

Tumeur blanche du genou.

S.. (Eugénie), 22 ans, couturière, entrée le 28 janvier 1880, salle St-Augustin, n° 12. Arthrite fongueuse du genou droit ayant débuté vers le mois de février 1879 à la suite d'une chute. Pas d'antécédents personnels ni d'antécédents de famille. Par le repos, l'appareil amovo-inamovible, et l'électrisation fréquente, l'état du genou s'est beaucoup amélioré ; mais la marche n'est pas possible sans béquilles.

Au moment où nous prenons la température pour la première fois, l'inflammation est encore assez vive, puisqu'elle se traduit par des différences de plus de 2 degrés d'un côté à l'autre.

2 septembre.	Genou droit.	Genou gauche.	Différence.
Part. ext.	32,8	30,3	2,5
Part. int.	33,7	31,5	2,2

25 septembre.	Genou droit.	Genou gauche.	Différence.
Part. ext.	33,7	30,7	3°
Part. int.	33,7	30,3	2,4
Part. ant.	30,4	31,5	1,1

Dans les premiers jours d'octobre, la malade est envoyée au Vésinet. La marche n'est toujours pas possible sans béquilles.

Elle revient à l'hôpital le 2 novembre. Le genou est à peu près toujours dans le même état. Tout le membre inférieur droit à diminué de volume, et sa température est moins élevée que celle du membre correspondant.

4 novembre.		Côté droit.	Côté gauche.	Différence.
	Part. int.	33°	30,6	2,4
GENOU,	Part. ant.	32,3	28,7	3,6
	Part. ext.	31,7	29°	2,7
CUISSE, tiers moy.		31,7	32,2	— 0,5
JAMBE, tiers moy.		31,8	32°	— 0,2

21 décembre.	Genou droit.	Genou gauche.	Différence.
Part. ext.	33,7	29,5	4,2
Part. int.	34,5	31,8	2,7
Part. ant.	33°	29,2	3,8
Jambe.	34,1	34,2	— 0,1
Cuisse.	32°	42,7	— 0,7

23 décembre.	Genou droit.	Genou gauche.	Différence.
Part. ext.	33,5	30,4	3,1
Part. int.	34,1	31°	3,1
Part. ant.	33,2	29,2	4°
Jambe.	32,3	32,	0,0
Cuisse.	31,3	35,1	— 0,2

Notre exploration du 21 décembre nous révélant entre les températures des deux articulations symétriques un écart que nous n'avions pas constaté jusqu'alors, nous avons recommencé l'épreuve le surlendemain. Les chiffres se sont maintenus élevés ; et cependant la malade n'accuse pas d'aggravation dans l'état de son genou. Là encore l'observation serait à suivre.

De ces deux premières observations relatives à des tumeurs blanches, nous tirons les conclusions suivantes :

1. La température d'une tumeur blanche en voie d'évolution présente un écart de près de 3 degrés en plus sur la température de l'articulation opposée symétrique.

2. Lorsque la tumeur tend à la suppuration, comme dans l'observation I, où l'on avait agité l'opportunité de la résection, l'écart peut atteindre 4 degrés et même plus. Dans le cas contraire, l'écart diminue peu à peu à mesure que se fait la réparation ; mais il ne disparaît pas complètement. (Conclusion X de M. Redard.)

3. L'application locale du thermomètre permet de déterminer les points fongueux ou d'ostéite en voie de transformation purulente. (Conclusion X de M. Redard.)

4. Ces points fongueux sur lesquels la température est la plus élevée sont situés dans nos deux observations à la partie externe de l'articulation. Ce phénomène est d'autant plus sensible qu'à l'état physiologique la région interne du genou présente une élévation de température de 6 à 8 dixièmes de degré sur celle de la région externe.

5. Dans la tumeur blanche du genou, la température de tout le membre correspondant paraît légèrement abaissée (obs. II) ; ce qui s'explique du reste par l'atrophie consécutive à cette affection. Dans l'observation I où l'atrophie est également marquée, il y a au contraire une élévation qui pourrait peut-être s'expliquer par ce fait que la malade tient habituellement sa jambe enveloppée de ouate.

6. La température de la région antérieure ou rotulienne à l'état physiologique, est sensiblement moins élevée que celle des parties latérales. A l'état pathologique, elle atteint et dépasse souvent celle de la face interne.

OBSERVATION III.

Scapulalgie.

T... (Barthélemy), 22 ans. Entré le 20 novembre, salle Saint-Louis, n° 35. Premières douleurs dans l'épaule gauche il y a trois ans. Traitements divers. Depuis quatre mois, le bras se meut difficilement dans son articulation ; dans les mouvements peu étendus, qu'on peut lui faire décrire, il entraîne avec lui tout le moignon de l'épaule. Pas de douleurs intra-articulaires. Amaigrissement du moignon de l'épaule et du bras.

3 décembre.	Epaule gauche	Epaule droite.	Différence.
Part. ant.	32,5	34,3	— 1,8
Part. post.	32,7	32,1	0,6

Le 5 décembre, le malade est endormi ; on fait faire au bras des mouvements de rotation forcée. Les jours suivants, le malade trouve de l'amélioration à son état.

23 décembre.	Epaule gauche.	Epaule droite.	Différence.
Part. ant.	34,5	35,4	— 0,9
Part. post.	34°	34	» »
Part. supér.	34°	33,5	0,5

De cette observation, nous tirerons la conséquence déjà signalée par M. Redard (conclusion V), que dans les lésions articulaires profondes la thermométrie locale superficielle n'a aucun rôle à jouer.

Hydarthroses.

OBSERVATION IV.
Hydarthrose chronique du genou, d'origine rhumatismale.

*R... (Edgard), maçon, 20 ans. Entré salle Saint-Louis, à la Pitié n° 18, le 9 septembre 1880, pour une hydarthrose chronique du genou gauche.

Ce malade a eu, en 1879, un rhumatisme articulaire ayant duré six semaines, et dont il a été complètement guéri. Il a repris son travail pendant six mois.

Au mois de juin dernier, deux tumeurs molles paraissant contenir du liquide se sont montrées au genou gauche, l'une à la région antéro-externe, l'autre à la région postéro-interne. Lorsque le malade entre à l'hôpital, la tumeur antéro-externe présente le volume d'un œuf de poule, la postéro-interne celui d'un œuf de pigeon. La flexion du genou est douloureuse.

Parizot.   3

13 septembre.	Genou gauche.	Genou droit.	Différence.
Sur la tum. ant. ext.	33,3	30,3	3°
Part, int.	34°	31,7	2,3
Sur la tum. post. int.	34,8	33,3	1,5
Part. ext.	34°	31,8	2,2

Sous l'influence d'un repos de quinze jours, les deux tumeurs ont à peu près disparu ; la flexion n'est presque plus douloureuse ; elle peut se faire à peu près complètement.

25 septembre.	Genou gauche.	Genou droit.	Différence.
Sur la tumeur ant-ext. presque disparue.	33,5	34,3	0,8
Sur la tum. post-int.	35°	34,7	0,3
Part. int.	33,8	33,6	0,2
Part. int.	33,5	32,2	1,2
Sur le cul-de-sac ant.	33°	32,3	0,7

Le malade sort très amélioré, peut-être guéri dans les premiers jours d'octobre.

OBSERVATION V.

Hydarthrose chronique dans la convalescence d'une pleurésie.

V... (Jean), 57 ans. Entré le 4 décembre, salle Saint-Louis, n° 13.

Il y a deux ans, au quatrième mois de la convalescence d'une pleurésie, est apparue une hydarthrose du genou gauche qui s'est améliorée rapidement au bout de deux mois. Dans les premiers jours d'octobre 1880, le genou a commencé à enfler ; amélioration. Il y a huit jours, nouvelle poussée inflammatoire. A l'entrée à l'hôpital, le genou gauche est très volumineux ; la jambe du même côté est le siège d'un œdème très marqué ; ce dernier phénomène se présente, mais très atténué, à la jambe droite.

Ce malade est un hépatique, a dit M. le professeur Verneuil.

6 décembre.	Genou gauche.	Genou droit.	Différence
Région ext.	33,5	29º	4,6
— int.	33,5	30,5	3º
— ant. supér.	33,2		
— ant. inf,	33,7	moy. 27,6	moy. 5,8

OBSERVATION VI.

Hydarthrose ou épanchement hydro-hématique du genou gauche.

P... (Etienne), 45 ans. Entré le 9 septembre, salle Saint-Louis, nº 7. Rhumatisant. Chute sur le genou gauche cinq jours auparavant. A l'entrée, un peu de gonflement de la région ; tous les caractères d'un épanchement intra-articulaire.

10 septembre.	Genou gauche.	Genou droit.	Différence.
Région ext.	34,3	32,3	2º
— int.	35º	32,3	2,7

15 septembre.	Genou gauche.	Genou droit.	Différence.
Région ext.	34,5	30,7	3,8
— int.	34,4	31,4	3º

On avait dès le premier jour, à la suite de notre première exploration, appliqué sur le genou malade, de la glace en permanence. Au moment de notre seconde exploration, le 15 septembre, la glace manquait depuis le matin.

Nous avons constaté une différence très marquée de température entre les deux genoux, plus marquée qu'aux premiers jours.

Cette différence s'est maintenue dans la troisième observation.

24 septembre.	Genou gauche.	Genou droit.	Différence.
Région ext.	34,4	30,5	3,9
— int.	34,2	32,7	1,5
Région ant. sur le cul-de-sac.	33,8	30,2	3,6

Quelques jours après, le malade a été soumis à la compression ouatée. Il est sorti vers la fin d'octobre avec cet appareil, et nous l'avons perdu de vue. Sous le rapport du traitement cependant, l'observation serait peut-être intéressante à suivre.

Au dernier moment (8 janvier) nous apprenons que ce malade est rentré à l'hôpital dans le service de M. le Dr Brouardel; il souffre toujours de son genou et ne peut presque pas marcher.

Observation VII.

Hydarthrose datant de trois mois.

L... (Eugène), 16 ans et demi. Entré le 27 juillet 1880, salle Saint-Louis, n° 3. Vers le 20 juin début de l'hydarthrose, due apparemment à la profession de modeleur au tour exercée par le malade, surtout si l'on considère le siège de la lésion au genou gauche.

Le 20 août, ponction capillaire et compression.

Le 15 septembre, le bandage compressif est enlevé. Il reste du liquide.

16 septembre.	Côté gauche.	Côté droit.	Différence.
Rég. ext.	34,8	33,7	1,1
— int.	35,4	34,7	0,7
— antér.	35,4	34,4	1°
Sur le cul-de-sac antér.	34°	33,2	0,8

Le malade sort vers la fin de septembre.

Observation VIII.

Hydarthrose consécutive à une fracture.

M... (Anne), 57 ans. Salle Saint-Jean, n° 10. Fracture bi-malléolaire gauche datant de 70 jours. L'hydarthrose du genou a débuté trois semaines après la fracture; elle est donc au cinquantième jour environ. Pas de douleurs. Diathèse rhumatismale.

10 novembre.	Genou gauche.	Genou droit.	Différence.
Rég. antér.	33,3	29,7	3,6
— ext.	33,7	29,5	4,5
— int.	33,4	31,5	1,9

OBSERVATION IX.

Hydarthrose du genou datant de trois semaines.

G... (Paul), 23 ans : entré le 28 août, salle Saint-Louis, n° 53. Contusion du genou droit ayant donné naissance à une hydarthrose légère, à en croire la thermométrie, malgré le gonflement assez considérable de la région antérieure du genou.

14 septembre.	Genou droit.	Genou gauche,	Différence.
Rég. ext.	34,5	34,5	0°
— int.	33,7	34°	— 0,3
— antér.	35,5	32,6	1,9

Le malade sort à peu près guéri le 23 septembre.

Les cinq cas d'hydarthrose que nous venons de rapporter ne nous donnent guère de notions intéressantes à retenir.

L'écart entre les températures est très variable chez les divers individus dont l'articulation malade présente extérieurement et subjectivement les mèmes caractères. Il y aurait la des observations plus nombreuses et surtout plus complètes à prendre, nous nous empressons de l'avouer.

Faisons remarquer en passant que nos chiffres, pour l'hydarthrose rhumatismale, comme pour celle d'origine traumatique, sont plus élevés que ceux de **M. Redard**. (Conclusion XI.)

Hygromas.

OBSERVATION X.

Hygroma aigu, à la suite d'une chute.

B... (Henry), 43 ans, entré le 21 septembre, salle Saint-Louis, nº 51. Gonflement de la bourse prérotulienne droite. Ecchymoses latérales au-dessus de l'articulation. Douleurs peu accentuées. Les mouvements de flexion du genou sont possibles, mais la marche fatigante.

22 septembre.	Genou droit.	Genou gauche.	Différence.
Rég. int.	34,7	33,2	1,5
Rég. int. sur l'ecchymose.	33,7	30,7	3º
— ext.	35,6	32º	2,4
Rég. ext. sur l'ecchymose.	33,1	30,8	2,3
— ant.	35,5	31,2	4,3

Nous avons plusieurs fois voulu faire sur ce malade une nouvelle exploration ; mais son genou a toujours été enveloppé, jusqu'à son départ.

OBSERVATION XI.

Hygroma chronique à la suite d'une chute datant de deux mois.

B... (Adrien), 26 ans. Entré le 8 octobre, salle Saint-Louis, nº 47. Il y a deux mois, à la suite d'une chute sur un moellon, la bourse prérotulienne gauche a augmenté de volume. Douleurs peu vives ; aspect conique de la région prérotulienne ; le malade n'est pas très incommodé ; mais il craint que cela ne devienne grave. On lui conseille simplement le repos.

8 octobre	Genou gauche.	Genou droit.	Différence.
Rég. ant.	31,7	29,7	2°
Rég. ext. prérotulienne.	32,3	29,2	3,1
Rég. int. prérotulienne.	32,4	30,4	2°

OBSERVATION XII.

Hygroma chronique à la suite d'un choc.

V...(Désiré), 62 ans, venu du dehors en consultation. Choc sur le genou droit il y a deux mois. Trois semaines après seulement, la bourse prérotulienne a été le siège d'un gonflement notable ; actuellement elle présente la grosseur d'uu œuf de pigeon. Presque indolore au repos, elle gêne uu peu la marche.

7 décembre.	Genou droit.	Genou gauche.	Différence.
Rég. ant. et sup.	28°	26,4	1,6
— anı. et inf.	28°	26,4	1,6

Les observations X, XI, XII, relatives à des hygromas nous donnent des résultats faciles à prévoir à l'avance :

1° La température est plus élevée dans l'hygroma aigu que dans l'hygroma chronique.

2° La température est surtout élevée au niveau de la bourse séreuse ; elle l'est moins sur les parties latérales de l'articulation (Obs. X.) Cette remarque pourrait être quelquefois utile au diagnostic différentiel entre l'hydarthrose et l'hygroma, en supposant la confusion possible

Entorses.

OBSERVATION XIII.

Entorse radio-carpienne datant de trois semaines.

T... (Joseph), 29 ans, entré le 23 septembre, salle Saint-Louis ;

n° 10. Entorse du poignet droit, il y a trois semaines, et peut-être, à en croire les explications du malade, luxation de l'articulation radio-carpienne. Un camarade aurait fait immédiatement la réduction.

A l'entrée, le poignet est le siège d'un léger gonflement; les doigts sont dans une demi-flexion qu'on ne peut redresser. La main se meut difficilement sur l'avant-bras, et on constate très sensiblement la diastase du radius et du cubitus.

23 septembre.	Poignet droit.	Poignet gauche.	Différence.
Rég. dorsale.	35,2	30,6	4,7
— ext.	34,5	31,2	3,3
— ant.	31,3	32,9	— 1,1
— int.	30,1	29,4	0,7

Nota. — La température a été prise trois semaines après l'accident.

Observation XIV.

Entorse médio-tarsienne gauche.

R... (Emile), 24 ans, entré le 23 septembre, salle Saint-Louis, n° 43 bis; on constate tous les signes d'une entorse médio-tarsienne.

La température prise trois ou quatre heures après l'accident donne :

23 septembre.	Pied droit.	Pied gauche.	Différence.
Mall. ext. Rég. gonflée et douloureuse.	36°	36°	»
En avant de la mall. ext.	36,2	34°	2,2
Mall. int.	36,3	35,6	0,7
En avant de l'articulat. tibio-tarsienne.	36,4	35,5	0,9

OBSERVATION XV.

Entorse tibio-tarsienne.

S..(Pierre), 50 ans, entré salle Saint-Gabriel, n° 12, le 9 novembre. Chute sur un trottoir le 8 novembre.

Nous explorons la région malade après quarante-huit heures.

10 novembre.	Pied droit.	Pied gauche.	Différence.
Mall. int.	36°	32°	4°
— —	35,8	32°	3,8
— ext.	35,1	31,3	3,8
Région de la mortaise.	33,8	32,7	1,1

OBSERVATION XVI.

Entorse péronéo-tibiale inférieure.

C... (Léon), 40 ans, entré le 2 décembre, salle Saint-Louis, n° 21. Le 1er décembre chute dans laquelle le pied gauche s'est trouvé pris sous le siège.

Nous explorons la région malade quarante-huit heures après l'accident. Le gonflement est peu considérable, mais l'écart de température est très marqué.

3 décembre.	Pied gauche.	Pied droit.	Différence.
Mall. ext.			
2 travers de doigt au-dessus.	33,7	26,5	7,2
4 travers de doigt au-dessus.	33,2	27,8	5,3
Mall, int.			
2 travers de doigt au-dessus.	30,5	27,7	2,8
Région ant.	31,5	26,1	5,4
Région ant-ext. au niveau de l'articul. péronéo-tibiale.	33,7	26,2	7,5
Région pos-text au niv. de la même art.	33,5	26°	7,5

Les conclusions à tirer des observations XIV, XV, XVI) sont conformes à celles de M. Redard, qui dit (conclusion VI) que « dans l'entorse, la température locale s'élève quelques heures après l'accident, atteint son minimum du deuxième au quatrième jour pour diminuer ensuite. »

L'observation XIII, compliquée probablement d'un peu d'arthrite à la suite de la luxation n'infirme en rien ces conclusions.

Arthrites.

OBSERVATION XVII.

Luxation de la rotule en en dedans, datant d'une quarantaine d'années. — Arthrite.

B... (Sylvain), 64 ans, entré le 23 novembre pour contusions diverses. L'intérêt que présente ce malade vient d'une luxation de la rotule droite en dedans, sur l'origine et les causes de laquelle le malade, très alcoolique, ne peut donner de renseignements précis. Il dit porter cette infirmité depuis l'âge de 12 ans, et n'en avoir jamais été beaucoup incommodé ; il tire un peu la jambe en marchant ; la flexion se fait dans une très petite étendue.

Nous explorons un peu au hasard, au moyen du thermomètre, l'articulation du genou, siège de la luxation, et nous trouvons :

30 novembre.	Genou droit.	Genou gauche.	Différence.
Région int.	32°	30,2	2,2
— ant.	31,8	28,5	3,3
— ext.	29,5	29,9	0,4

Malgré les quarante années écoulées depuis l'origine de la luxation, il y a donc persistance d'une inflamma-

tion assez sensible qui se traduit par 3 degrés au thermomètre. Nous avons interrogé le malade pour savoir
si dans la chute qui lui a occasionné ses contusions, le
genou droit avait porté; mais il n'a pu nous donner
aucun renseignement à cet égard, si ce n'est qu'il ne
souffre pas actuellement de son genou.

D'ailleurs ce résultat ne saurait nous étonner, puisqu'il vient à l'appui d'une des conclusions de M. Redard
citée dans le cours de ce travail (conclusion X), laquelle
s'appuie sur l'observation suivante :

OBSERVATION XVIII. — (Communiquée par M. le Dr Redard).

Ankylose ancienne. — Guérison apparente. — Elévation de la
température.

B..., âgé de 38 ans, a souffert pendant quatre ans d'une tumeur
blanche du coude droit, terminée par ankylose. Depuis 1878, le
membre est dans la flexion, complètement ankylosé. Le malade
n'éprouve pas de douleurs; il n'existe pas de trajets fistuleux.

Atrophie très notable du bras et de l'avant-bras. L'exploration
comparée des deux régions au moyen de l'appareil thermo-
électrique donne :

Face antérieure plus chaude, du côté ankylosé de 10 divisions.
  — postérieure — — de 12 —
La température moyenne est :

Pour le côté ankylosé 31,4.
Pour le côté sain   30,3.

Il existe donc une élévation assez notable de la température du côté ankylosé (malgré l'atrophie) qui indique
la persistance d'une inflammation articulaire que rien extérieurement ne peut faire prévoir.

(Rapprocher de ces deux cas XVII et XVIII la conclusion X de M. Redard.)

OBSERVATION XIX.

Genu valgum. — Ostéoclasie. — Arthrite. — Ostéotomie.

Marie B..., 19 ans, entrée le 18 février 1880, salle Saint-Augustin,
n° 14. Genu valgum droit datant de 1876.

Deux tentatives d'ostéoclasie faites en avril et mai derniers, par
M. Verneuil. Arthrite consécutive encore sensible au moment où
nous commençons à observer la malade.

2 septembre.	Genou droit.	Genou gauche.	Différence.
Région ext.	34°	32°	2°
— int.	35,8	34,8	2°

6 septembre.	Genou droit.	Genou gauche.	Différence.
Région ext.	36°	34,3	1,7
— int.	35,5	34,2	1,3

Le 16 septembre, M. le Dr Terrillon fait l'ostéotomie. On place
le membre fracturé dans un appareil plâtré où il reste environ
cinquante jours. Malgré ce laps de temps écoulé, les ligaments articulaires ont encore conservé une grande laxité. Au 15 décembre, la
malade peut à peine se soutenir sans béquilles, et ne peut en aucune façon plier le genou. Le cal est très volumineux en dehors.

14 décembre.	Genou droit.	Genou gauche.	Différence.
Condyle int.	34,8	33°	1,8
A quatre trav. de doigt			
au-dessus	34,7	33,5	1,2
Condyle ext.	33,5	31,5	2°
A quatre trav. de doigt			
au-dessus, sur le cal.	34,4	31,5	2,9
Région ant.	33,5	30°	3,5

A propos de cette observation nous nous permettrons la remarque suivante. La dernière tentative d'ostéoclasie avait eu lieu au mois de mai, c'est-à-dire 5 mois avant l'ostéotomie. Au cinquième mois, il existait encore des symptômes notables d'arthrite. L'opération faite dans ces conditions au voisinage de l'articulation enflammée ne courait-elle pas le risque de produire des résultats peu satisfaisants ?

Ce qui est certain, c'est que, trois mois après l'ostéotomie, la malade n'a pas encore recouvré l'usage de son membre ; elle ne peut plus plier le genou, et le cal est encore extrêmement volumineux.

Fractures anciennes et récentes.

OBSERVATION XX.

Cal d'une fracture de la rotule datant de quatre mois. Arthrite aiguë.

L.. (Léon), 34 ans, entré le 10 octobre, salle Saint-Louis, n° 3. Fracture de la rotule le 31 mai 1880. Consolidation suffisante qui permet le 10 août d'envoyer le malade à Vincennes, avec un apparei, silicaté. Le 7 octobre il reprend ses occupations, sans appareil ; mais le même jour, en marchant, il éprouve une sensation de craquement dans le genou, accompagné d'une vive douleur ; la marche est possible quoique pénible.

A l'examen nous découvrons une ecchymose très marquée sur toute la face antérieure et supérieure du tibia.

11 octobre.	Genou gauche.	Genou droit.	Différence.
Rég. int.	35,3	30,7	4,6
— ext.	35,8	28,5	7,3
Sur le fragment supér.			
de la rotule.	34,5	27,2	7,3
Sur le fragment inf.	35,8	28,5	7,3
Sur le cal.	35,6	27,4	8,4
Sur l'ecchymose.	36°	28,5	7,5

Observation XXI.

Cal d'une fracture de la rotule datant de neuf semaines.

D...(Jules), 24 ans, entré le 12 octobre, salle Saint-Louis, n· 32. Fracture de la rotule gauche des plus évidentes méconnue, paraît-il, et traitée par des cataplasmes ; elle remonte à neuf semaines et est consécutive à une chute sur le genou. Au bout de trois semaines de repos sans appareil, le malade s'est levé. Il ne vient à l'hôpital maintenant que parce qu'il est un peu gêné pour fléchir la jambe sur le genou.

13 octobre.	Genou gauche.	Genou droit.	Différence.
Rég. ext.	34,8	30,1	4,7
— int.	34,9	30,7	4,2
Rég. ant. sur le cal.	35,4	29,4	6° .

Observation XXII.

Fracture de l'extrémité inférieure du radius au 32e jour.

X..., environ 60 ans, entrée le 13 septembre, salle Saint-Augustin, no 4. Fracture de l'extrémité inférieure du radius, et luxation sous-coracoïdienne au premier degré.

On a dû, dans l'espace d'un mois, changer deux fois l'appareil silicaté qui ne remplissait pas exactement les deux indications de réduction. La région dorsale de la main est tuméfiée et douloureuse à la pression.

14 octobre. Au poignet.	Bras gauche.	Bras droit.	Différence.
Région. ext.	35,8	30,2	5,6
— post.	34,1	30,3	3,8
— int.	34,2	30,2	4°
— ant.	35,5	32,7	2,8

Observation XXIII

Fracture de l'extrémité inférieure du péroné au 59ᵉ jour.

B... (Eugène), 35 ans, entré le |7 septembre, salle Saint-Louis, nᵒ 21.

Fracture du péroné guérie; cal peu sensible au toucher; la marche sans béquille est encore difficile, surtout si le malade vient à poser toute la plante du pied sur le sol.

5 novembre.	Pied gauche.	Pied droit.	Différence.
Mall. ext. sur le cal.	34°	29,5	4,5
— un peu au-dessous	33,2	30,5	2,7
— un peu au-dessus,	32,8		
Mall. int.	33,6	31°	2,6
Région ant,	32,5	30,3	2,2

Nous croyons devoir faire observer, pour expliquer l'élévation de la température dans tout le pied gauche, que le malade a commencé à marcher depuis quelques jours; et l'effort développé pour y arriver ne laisse pas que d'être douloureux, comme nous venons de le dire plus haut. Il y a donc dans toute la région un certain degré d'inflammation que traduit l'écart des températures entre les deux pieds.

Ces quatre observations XX, XXI, XXII, XXIII, et la dernière partie de l'observation XIX prouvent que le travail de réparation d'une fracture s'accompagne toujours d'une élévation considérable de la température locale au niveau et aux alentours de cette fracture. Cette élévation se maintient très longtemps sur le cal fibreux de la rotule, (nous ne l'avons trouvée nulle part aussi étevée) et indique sans nul doute, la persistance du travail. Il serait intéressant d'explorer à ce point de vue, une fracture de la rotule remontant à 2 ou 3 ans.

Quant aux conséquences cliniques de ces remarques, elles ne nous apparaissent pas encore bien clairement.

OBSERVATION XXIV.

Fracture de la malléole externe droite datant de trois jours.

M... (Charles), 25 ans, entré le 2 novembre, salle Saint-Louis, n° 17. Il y a trois jours, le malade a fait une chute dont il ne peut expliquer le mécanisme.

M. Verneuil porte le diagnostic de : fracture de la malléole externe droite, avec entorse tibio-tarsienne.

3 novembre.	Pied droit.	Pied gauche.	Différence.
Région externe, mall. ext.	34,7	30,3	4.4
2 travers de doigt au-dessus	34,3	32,6	1,7
6 travers de doigt au-dessus	33,1	32,8	0,3
2 travers de doigt au-dessous	32,8	30,7	2,1
Rég. dorsale sur l'articul. tibio-tarsienne	34,3	28,6	5,7

La fracture ici était douteuse pour quelques-uns ; M. le professeur Verneuil nous la démontra évidente.

L'application thermométrique immédiate indiquait bien une élévation très marquée de la température. Mais nous avons vu que l'entorse peut donner les mêmes résultats.

Atrophie musculaire.

OBSERVATION XXV.

Atrophie du membre inférieur droit, consécutive à une coxalgie.

C...(Jules), 18 ans, entré le 22 avril 1879, salle Saint-Louis, n° 58, Coxalgie droite; amélioration par suite de l'immobilisation pendant six mois; mais la cuisse et la jambe ont considérablement diminué de volume. La marche n'est pas douloureuse, avec les béquilles; mais la flexion de la cuisse sur le bassin est impossible.

Le 10 septembre 1880, le malade inquiet nous appelle au passage pour une douleur vive dans l'articulation tibio-tarsienne gauche. La veille, il a voulu marcher plus que de coutume, se forcer, selon son expression, et pendant la nuit, toute la région du cou-de-pied s'est légèrement gonflée.

10 septembre.	Pied gauche.	Pied droit.	Différence.
Mall. ext.	32,2	25,6	6,6
int.	33	25,8	7,2

Quelques jours après, la douleur et l'inflammation du pied gauche ont disparu; mais il n'en reste pas moins un écart sensible entre la température du pied gauche et celle du pied droit, écart dû, sans nul doute, à l'atrophie suite de coxalgie.

22 septembre.	Pied gauche.	Pied droit.	Différence.
Mall. ext.	25,2	23	1,8
int.	27	24,2	2,8

OBSERVATION XXVI.

Atrophie du membre inférieur gauche, consécutive à une fracture de l'extrémité supérieure du fémur mal consolidée.

X..., 39 ans, entré salle Saint-Louis, n° 36.

Parizot. 4

Fracture de l'extrémité supérieure du fémur gauche remontant à quatorze mois environ. Le malade ayant voulu être soigné chez lui, n'y a pas trouvé tous les soins que réclamait son état. Actuellement, il se tient appuyé sur une canne dont il ne saurait guère se passer, et il marche très péniblement. Tout le membre du côté de la fracture est sensiblement atrophié.

4 novembre.	Côté gauche.	Côté droit.	Différence.
Cuisse. Tiers sup.	33,5	34,4	— 0,9
— inf.	32,3	33,8	— 1,5
Jambe. Tiers moyen	31,7	32,8	— 1,1
Pied. Rég. dorsale.	27,2	26,5	0,7

De ces deux observations XXV et XXVI, il résulte que la température est toujours abaissée dans une région atrophiée et que cet abaissement peut atteindre plus de deux degrés. Il serait intéressant de rechercher si, sous l'influence de l'électrisation pratiquée en pareil cas, la température ne remonte pas peu à peu suivant la réparation plus ou moins marquée des parties. Nous avions commencé quelques recherches dans ce sens ; mais le manque de temps ne nous a pas permis de les continuer.

Hernies et varicocèle.

Observation XXVII.

Hernie inguinale droite étranglée depuis deux jours et demi.

D...(Edouard), 40 ans, entré salle Saint-Louis, n° 53, le 21 septembre. La hernie qui s'est montrée à droite, il y a six ans, est sortie le 18 septembre au matin et n'a pu rentrer depuis.

Dès ce moment, le malade a éprouvé les symptômes de l'engouement, puis de l'étranglement.

Opération le 21 au soir. Adhérences nombreuses.

21 septembre.	Aîne droite.	Aine gauche.	Différence.
	35,5	36,2	— 0,7

L'opération a réussi, malgré les difficultés qu'elle a présentées
Au bout de six semaines, le malade sort parfaitement guéri.

Observation XXVIII.

Hernie inguinale datant de quatre jours.

F... (Emile), 46 ans, entré salle Saint-Louis, n° 38, le 16 octobre.
Le 9 octobre, en faisant un effort, sensation d'un coup dans l'aine
gauche. Aussitôt le scrotum a gonflé notablement, le malade a senti
que cela lui tirait le cœur, selon son expression. Au bout de deux
heures, puis le surlendemain, quelques vomissements glaireux,
mais surtout des hoquets. A l'entrée à l'hôpital, on essaye le taxis
qui ne donne pas de résultats. Lorsque nous examinons le malade
le lendemain, nous trouvons tout le scrotum gauche triplé de
volume et de l'empâtement sur le trajet du cordon; la région est
un peu douloureuse.

13 octobre.	Côté gauche.	Côté droit.	Différence.
Sur le cordon	35,4	34,4	1
Sur le testicule, p. inf.	35	33,5	1,5
Sur le testicule, p. sup.	35,4	32,5	2,9

Après huit jours de repos pendant lesquels il ne s'est rien passé
d'anormal, le malade sort de l'hôpital avec un bandage.

Dans ces deux observations de hernie, nous notons
d'un côté l'abaissement de la température au niveau de
la hernie étranglée depuis deux jours et demi et dont le
sac était, pour cette raison, en partie sphacelé ; de l'autre
côté l'élévation de cette même température sur une hernie récente, peut-être engouée, et sur lesquelles on avait
pratiqué sans résultat des tentatives de taxis.

Observation XXIX.

Communiquée par M. P. Redard

Sch..., 24 ans. Varicocèle gauche très marqué.

Cordon volumineux; veines de l'épididyme tuméfiées. Testicule gauche légèrement atrophié.

Testicule droit : cordon et épididyme normaux.

Recherche de la température au moyen de l'appareil thermo-électrique :

Au niveau de la tête de l'épididyme, plus chaud de 10 divisions du galvanomètre.

Au niveau du cordon variqueux en plusieurs points, plus chaud de 12 divisions du galvanomètre.

Cordon variqueux.	Côté sain.
37	35,5
36	35
35	34,2
36,2	34,8

Au niveau du testicule, on trouve égalité de température.

En moyenne : Cordon variqueux, 36.5
Côté sain, 35.

Le cordon du côté du varicocèle est donc plus chaud, en moyenne de 1°,5.

Orchites

Observation XXX.

Orchite blennorhagique.

L..., 30 ans, entré le 12 octobre, salle Saint-Louis, n° 47.
Orchite gauche.

La dernière blennorrhagie remonte à cinq mois; elle a été mal soignée par le malade. Il y a dix jours, le testicule gauche a commencé à se gonfler et à devenir douloureux; mais la douleur est supportable. Les symptômes sont très bénins, et le gonflement peu accentué.

13 octobre.	Testicule gauche.	Testicule droit.	Différence.
Part. inf.	35°	33,5	1,5
Part. moy.	35°	33,3	1,7
Part. sup.	35°	33,7	1,3
Sur le cordon.	35,6	35°	0,6

OBSERVATION XXXI.

Orchite blennorrhagique.

H... (François), 26 ans, entré le 13 novembre, salle Saint-Louis, n° 53.

Blennorrhagie ayant débuté il y a six semaines; elle a été coupée net au moyen d'injections il y a quinze jours.

Il y a trois jours, douleurs dans l'aine, puis, presque immédiatement dans le testicule droit. Gonflement médiocre, mais plus marqué que dans le cas précédent.

Les symptômes y sont également un peu plus accentués.

14 novembre.	Testicule droit.	Testicule gauche.	Différence.
Part. inf.	36,9	34,8	2,1
Part. moy.	36,4	34,7	1,7
Part. sup.	36,9	35,2	1,7
Sur le cordon.	36,4	36°	0,4

OBSERVATION XXXII.

Orchite et épididymite tuberculeuses (comm. par le Dr P. Rodard).

P..., âgé de 29 ans. *Testicule gauche* induré; pas d'atrophie. Epididyme considérablement augmenté de volume, avec des noyaux indurés dans toute son étendue, principalement à la base. Canal déférent induré. Pas de rougeur à la peau.

Testicule droit et épididyme sains.

Exploration par l'appareil thermo-électrique:

Queue de l'épididyme plus chaude du côté malade, de 8 divisions du galvanomètre.

Partie moyenne du testicule induré plus chaude de 10 divisions.

Au niveau de la tête, plus chaude de 5 divisions.

Au niveau du cordon, plus chaude de 2 divisions.

Températures comparées :

	Côté sain.	Côté malade.
Queue de l'épididyme.	33,8	35,8
Partie moyenne du testicule induré.	34°	36°
Au niveau de la tête.	33,4	35,4
Au niveau du cordon.	33°	35°

Huit jours après, nouvelle exploration :

	Côté sain.	Côté malade.
Queue de l'épididyme.	33,3	35,3
Partie moyenne du testicule induré.	33,6	35,6
Au niveau de la tête.	32,9	34,9
Au niveau du cordon.	32,5	34,2

En résumé, dans ce cas, il existe une élévation de température dans toute la région scrotale du côté où siège une orchi-épididymite tuberculeuse.

OBSERVATION XXXIII.

Orchite tuberculeuse.

B... (Adolphe), 41 ans, entré le 10 octobre, salle Saint-Louis n° 6.

Depuis trois ans, deux ou trois fois chaque année, le testicule gauche se tuméfiait sans douleurs bien vives; puis la tuméfaction disparaissait.

Depuis 1876, les érections et les désirs se sont maintenus; mais l'éjaculation du sperme n'a plus lieu.

Au mois de mai 1880, la tuméfaction qui s'était produite comme d'habitude n'a pas disparu ; elle s'est accompagnée de douleurs vives.

Il s'est formé un abcès qui s'est ouvert au bout de huit jours et a donné issue à des espèces de petites membranes, dit le malade.

Actuellement, il se fait de temps à autre un suintement de liquide séreux. Nous avons affaire à un tuberculeux tout près de la deuxième période.

11 octobre	Testicule gauche.	Testicule droit.	Différence.
Tête de l'épidid.	35,4	33,6	1,8
Part. moy. ant.	34,1	33,5	0,6
Queue de l'épidid.	34,8	33,5	1,3
Part. moy. post.	35,3	33,5	1,8

Par ces quatres observations dont deux relatives à l'orchite tuberculeuse, et deux à l'orchite blennorrhagique bénigne, nous voyons qu'il y a, dans les deux cas égale élévation de température de toute la région. Quant à établir par la thermométrie que c'est spécialement l'épididyme et non le testicule qui se trouve atteint par l'inflammation, nous ne croyons pas que cela soit possible. Les enveloppes du testicule sont trop lâches pour permettre une application aussi précise.

Gommes périostiques.

OBSERVATION XXXIV.

Gomme syphilitique de l'omoplate.

M... (Alphonse), 51 ans, entré le 21 octobre, salle St-Louis n° 45. Antécédents syphilitiques. Il y a 18 mois, tumeur du volume d'une noisette qui occupe la face postérieure de l'omoplate droite ; en trois mois elle acquiert tout son volume, c'est-à-dire qu'elle s'étend à toute la fosse sous-épineuse à peu près.

On hésite entre deux diagnostics : Ostéo-sarcome et gomme syphilitique.

Il y a 15 jours M. Verneuil a pratiqué dans le tumeur deux ponctions successives. La première a donné la valeur d'un dé à coudre de liquide aqueux ; la deuxième quelques gouttes de sang.

On a alors soumis le malade au traitement antisyphilitique.

Nous faisons une première exploration thermométrique au début de ce traitement.

5 novembre.	Côté droit.	Côté gauche.	Différence.
Part. sup.	33,8	32,9	0,9
Part. moy.	33,8	33,2	0,6
Part. inf.	33,8	32,5	1,3

Le malade sort très amélioré vers la fin de novembre. Nous le revoyons le 13 décembre; le volume de la tumeur est réduit des trois quarts tout au moins. Le malade est très satisfait.

13 décembre.	Côté droit.	Côté gauche.	Différence.
Part. inf.	33°	33,7	— 0,7
Part. moy.	32,7	33,1	— 0,4
Part. sup.	33°	33,4	— 0,4

La relation entre les températures respectives de l'ostéo-sarcome et de la gomme périostique n'étant pas encore établie, les chiffres donnés par la première exploration ne pouvaient aider en rien au diagnostic différentiel, non plus qu'au diagnostic d'avec l'abcès froid, suite de carie osseuse, dans lequel on constate également une élévation de quelques dixièmes de degré.

Mais les résultats de la deuxième exploration nous paraissent intéressants à noter.

OBSERVATION XXXV.

Gomme périostique? de l'articulation du coude.

B... (Guillaume), 63 ans. Entré, le 13 novembre, salle St-Louis, nº 38. Antécédents syphilitiques très douteux.

En 1878, arthrite du coude droit ayant suppuré quelque temps ; Guérison.

Le malade est emballeur et se sert continuellement de son bras droit. Il y a deux mois, les douleurs ont reparu dans l'articulaqui s'est tuméfiée, surtout à la région externe et où s'est formé un abcès qu'on a ouvert, en ville. A l'entrée du malade, cet abcès laisse encore écouler un peu de pus.

On hésite entre deux diagnostics : tumeur blanche ou gomme syphilitique.

15 novembre.	Coude droit.	Coude gauche.	Différence.
Région ext. au niveau de l'épicondyle.	35,2	31,5	3,7
Deux trav. de doigt au-dessous.	35,2	32,2	3º
En arrière de l'épicond.	34º	29,2	4,8
Région postérieure au-dessus de l'olécrâne.	33,8	32º	1,8.
Rég. int.	33,5	32,5	1º

Dès les premiers jours, on a institué le traitement antisyphilitique, Le 22 décembre, au moment de faire une nouvelle exploration, nous trouvons le gonflement plus accentué, quoique les douleurs soient moins vives ; il est vrai que le bras est dans une gouttière. Il n'y a pas d'amélioration, au contraire.

21 décembre.	Coude droit.	Coude gauche.	Différence.
Un peu en arrière de l'épicondyle.	37º	31º	6º
A deux travers de doigt au-dessous.	36,6	32,5	4,1
Région ant.	35º	33º	2º
— int.	35º	31,8	3,2

Pour nous, si nous en croyons le thermomètre, le diagnostic de gomme périostique devrait être écarté pour être remplacé par celui d'arthrite suppurée.

Kystes

OBSERVATION XXXVI

Kyste hydatique du foie.

A... (Jeanne), 26 ans, entrée le 10 novembre salle St-Augustin n° 22. Kyste hydatique du foie à droite ayant débuté il y a deux ans. Première ponction faite par M. Verneuil à la fin de mai 1880; elle donne 3 litres et demi d'un liquide citrin. Deux mois après le liquide s'était reproduit. Le 13 novembre nouvelle ponction qui donne 5 litres d'un liquide jaune, semblable à du *faro*, dit M. le professeur Verneuil ; cette coloration paraît due à la communication du kyste avec les voies biliaires.

13 nov. (avant la ponction).	Côté droit.	Côté gauche.	Différence.
Région ext.	35,1	35,8	— 0,7
— moyenne.	35°	35,3	— 0,8
Creux épigastrique un peu en dehors de la ligne médiane.	35,8	36,1	— 0,3

Le liquide s'est de nouveau reproduit ; la malade rentre à l'hôpital le 12 décembre.

Phénomènes généraux peu marqués ; amaigrissement.

13 décembre.	Côté droit.	Côté gauche.	Différence.
Rég. ext. de la tumeur.	34,8	35,7	— 0,9
Rég. int.	34,5	35,4	— 0,9

Nota. — L'examen histologique du liquide n'a donné ni crochets ni traces de membranes.

OBSERVATION XXXVII.

Pleurésie enkystée ou kyste hydatique. (1)

B... (Pierre), 35 ans, entré le 13 novembre; salle St-Louis, n° 59. Il y a un an, bronchite ou pleurésie ayant duré 5 à 6 mois.

(1) Une nouvelle ponction pratiquée dans les premiers jours de janvier 1881 a donné trois litres environ de liquide purulent.

Au mois de mai dernier, période d'oppression respiratoire. Amélioration passagère.

Au mois d'août nouvelle période d'oppression. Quintes de toux revenant 2 ou 3 fois le jour, lorsque le malade change de position, mais non la nuit pendant le sommeil; appétit à peu près conservé.

A l'entrée, on constate une tumeur assez étendue située au-dessous du sein droit, et se prolongeant sur le côté.

14 novembre.	Côté droit.	Côté gauche.	Différence.
Sur la tum. en haut.	34,2	35,7	— 1,5
— en bas.	34,5	35,5	— 1°

Ponction le 15 novembre. 3 litres de liquide jaune citrin; pas de crochets, ni de membranes.

Huit jours après, nouvelle exploration.

22 novembre.	Côté droit.	Côté gauche.	Différence.
Sur la tum. en haut.	34,5	34,5	» »
en bas.	34,2	35,2	— 1°

Faisons remarquer tout de suite que, dans la première exploration, la différence de température se chiffre par : — 1, 5 du côté droit où se trouve une couche de liquide interposé, et que dans la seconde, cette différence de température n'existe plus, en haut, par suite de la disparition partielle du liquide après la ponction.

OBSERVATION XXXVIII.

Kyste poplité.

C... (Charles), 34 ans, entré le 10 novembre salle St-Louis, n° 20. Kyste poplité gauche ayant débuté vers le mois de mai dernier, et ayant atteint la grosseur d'un œuf. En juillet, première ponction. En octobre le kyste se remplit.

15 novembre.	Creux poplite gauche.	Creux poplité droit.	Différence
En haut.	32°	33,2	— 1,2
En bas.	31,9	33,4	— 1,5

Ces trois observations XXXVI, XXXVII, et XXXVIII, nous permettent de conclure que, dans les cas ou la peau et une mince couche de tissu musculaire s'y rattachant reposent sur une collection liquide morbide qui n'est pas franchement inflammatoire, la température de cette partie de la peau est sensiblement plus basse que celle du coté opposé. Cette conclusion n'est pas applicable aux abcès froids, comme le prouvent les observations suivantes.

OBSERVATION XXXIX.

Communiquée par M. le Dr D. Redard.

X..., âgé de 22 ans. Abcès froid datant de deux ans. La peau est saine ; pas de rougeur.

Au niveau de l'abcès, l'exploration des 2 parties semblables avec les plaques termo-électriques donne :

Partie supérieure, plus chaude de 4 divisions du côté de l'abcès.
Partie moyenne, plus chaude de 3 divisions.
Partie inférieure, id. id.
Plusieurs explorations donnent les mêmes résultats.
Température moyenne au niveau de l'abcès, 34,5
du côté sain, 34°.

En résumé la température locale au niveau de l'abcès froid est plus élevée de 5 dixièmes que du côté opposé et correspondant.

OBSERVATION XL.

Abcès froid. — Mal de Pott.

R... (Jules), 28 ans, entré salle St-Louis, n° 44, le 11 juillet. Ab-

cès froids perçus par le malade les deux premiers (régions interne
et externe de la fesse) au commencement de juillet 1880 ; l'autre à
la région lombaire quelque temps après. La peau est saine ; pas de
traces d'inflammation.

	26 septembre.	Côté droit.	Côté gauche.	Différence.
Abcès de la fesse int.		35,1	34,8	0,3
— — ext.		34,5	34,7	— 0,2

	13 décembre.	Côté droit.	Côté gauche.	Différence.
Abcès de la fesse int.		35,4	35,2	0,2
— — ext.		33,9	33,7	0,2

Notre observation concorde, on le voit, à peu près avec
celle de M. Redard; mais nous croyons que l'écart de
5 dixièmes en plus du coté de l'abcès, écart signalé dans
a précedente observation, est un peu trop grand.

Epithéliomas.

OBSERVATION XLI.

Epithélioma de la langue.

T... (François), 68 ans, entré le 14 octobre salle Saint-Louis,
n° 8. Epithélioma du bord gauche de la langue ayant débuté il y
a cinq mois. Hémicranie très prononcée depuis trois mois. Etat
général assez bon.

	15 octobre.	Côté gauche.	Côté droit.	Différence.
Sur le bord libre.		36.6	36,1	0,5

Donc, 5 dixièmes de degré en plus sur l'épithélioma.

Observavion XLII.

Epithélioma de la branche montante du maxillaire inférieur.

E... (Jean), 32 ans, entré le 1er décembre saile Saint-Louis, n° 45.

Débuts assez obscurs. En 1872, 1873, 1874, plusieurs fluxions du côté droit, qui n'ont pas abouti. En 1878, une fluxion est produite en une seule nuit et a donné issue, après plusieurs jours, à une grande quantité de pus.

En octobre 1880, la région parotidienne devient le siège d'une tumeur qui grossit rapidement en quinze jours, puis lentement pendant la quinzaine suivante. Depuis six jours, l'accroissement n'est plus sensible.

Le diagnostic est réservé jusqu'à l'opération. Celle-ci, pratiquée vers le 8 décembre, démontre qu'on a eu affaire à une tumeur maligne, probablement un épithélioma de la branche montante.

Ici, croyons-nous, lorsqu'on aura pu réunir quelques observations analogues à la nôtre, la thermométrie locale pourra être d'une certaine utilité pour le diagnostic.

3 décembre.	Côté droit.	Côté gauche.	Différence.
Région parotidienne,			
— partie supér.	36,5	37°	— 0,5
— partie moy.	37°	37,4	— 0,4
= partie inf.	37,3	37,5	— 0,2

M. Redard, par l'exploration thermo-électrique faite au même moment, a trouvé les mêmes résultats.

Observation XLIII.

Hématocèle vaginale droite.

V... (Jean), 63 ans, entré le 9 novembre, salle Saint-Gabriel, n° 13. Tumeur occupant le testicule droit et ayant débuté sans cause connue, il y a six à sept ans. Développement très lent. Le malade en était peu incommodé. Mais dans ces quinze derniers jours, la région testiculaire droite a grossi tout à coup. Elle est un peu rouge, tendue, luisante, dure au toucher, sans bosselures. On porte le diagnostic d'hématocèle vaginale à poussées successives, sauf vérification par l'opération. Quelques petits ganglions inguinaux du côté de la tumeur.

Au dernier moment, le malade refuse l'opération.

10 novembre.	Testicule droit.	Testicule gauche	Différence.
Région supér.	35,8	35.8	» »
— moy.	35,5	36°	— 0.5
— infér.	34,8	35,3	— 0,5

A cette observation se rattache ce que nous avons dit plus haut au sujet de la température locale sur les kystes. En raison de l'abaissement de la température du côté malade, on n'avait probablement pas affaire à une tumeur maligne.

Observation XLIV.

Hydrocèle vaginale gauche.

G... (Emile), 50 ans, entré le 8 novembre, salle Saint-Gabriel, n° 7.

Depuis un an cet homme a vu son testicule gauche augmenter de volume sans cause connue. Première ponction, il y a trois mois, ayant donné un grand verre de liquide citrin ; pas d'injection irritante à la suite.

Depuis quinze jours l'augmentation de volume s'est reproduite.

Deuxième ponction le 9 novembre ; elle ne donne qu'un demi-verre de liquide ; pas plus d'injection irritante consécutive que la première fois. Nous appliquons le thermomètre le jour même, après la ponction.

9 novembre.	Testicule gauche.	Testicule droit.	Différence.
Région supér.	33°	31,4	1,6
— infér.	31,2	30,3	0,9

Le lendemain 10 novembre, nouvelle observation.

	Testicule gauche.	Testicule droit.	Différence.
Région moy.	34,7	. 32,5	2,2

Est-ce la ponction qui aura été cause de l'élévation de la température locale, alors que nous nous attendions à trouver un abaissement? Nous l'ignorons.

M. Redard a toujours trouvé un abaissement dans les hydrocèles; nous n'avons, quant à nous, rencontré que ce seul cas dans nos recherches. Toutefois nous devons raconter ici ce qui nous est arrivé dans l'exploration de ce malade en commun avec M. Redard.

Nous fîmes quatre applications de notre thermomètre : deux successivement sur chaque testicule; nous notâmes les résultats indiqués plus haut. Immédiatement M. Redard plaça son appareil; il obtint des résultats inverses. De crainte d'une erreur involontaire de notre part, deux nouvelles applications de notre instrument furent faites qui rendirent les premiers chiffres. M. Redard aussi intrigué que nous recommença de son coté et retrouva encore ses premiers chiffres.

Nous avons donc, sur un même individu, au même moment, pour une même lésion, trouvé des résultats contraires.

Quelle conclusion en tirer ? Fallait-il passer sous silence ce mécompte qui pourra prêter à bien des interprétations? Nous ne l'avons pas cru. Notre confiance n'en a pas été ébranlée pour cela, d'autant plus que dans les autres observations prises en commun avec M. Redard, chacun avec notre appareil, nos résultats se sont trouvés identiques.

Dans ce cas particulier, il y a eu, pour l'un de nous, une cause d'erreur que nous n'avons pas pu définir.

Nous avions cependant à notre portée un moyen de contrôle bien simple. Le toucher à la main suffisait à nous renseigner sur le rapport de la température d'un côté à l'autre étant donné l'écart de un degré constaté par chacun de nous, quoiqu'en sens inverse. L'idée ne nous est venue ni à l'un ni à l'autre.

Contusions — Ecchymoses.

OBSERVATION XLV.

Coup de pied de cheval sur la partie supérieure et externe de la fesse gauche.

O... (Edouard), 27 ans. Coup de pied de cheval reçu le 8 septembre. Entrée salle Saint-Louis, n° 60, le 9 septembre.

La région atteinte est très sensible lorsque nous l'examinons, le 16 septembre ; ecchymose en partie disparue.

Le 21 septembre ouverture d'un abcès profond que l'exploration thermométique ne nous avait pas révélé.

	Fesse gauche.	Fesse droite.	Différence.
Tiers supérieur et ext. (le plus douloureux)	35,4	35,4	0,0
Tiers supér. et post.	35,3	35,5	— 0,2
Partie moyenne et ext.	34,5	35,1	— 0,6

Nous nous empressons de reconnaitre que cette observation n'a aucune valeur pour le diagnostic. Les chiffres donnés pour la fesse droite sont bien les chiffres observés, mais le malade, toujours couché sur cette région à cause de la vive douleur qu'il éprouvait du coté opposé, n'a pu se soulever et se retourner qu'à grand peine et seulement pendant quelques instants. Nous n'étions donc plus dans les conditions requises pour une

Parizot. 5

bonne exploration, la région sur laquelle reposait le malade étant, pour cette raison, beaucoup plus échauffée que la région symétrique opposée.

OBSERVATION XLVI.

Contusions et ecchymoses du membre inférieur gauche.

L... (Emilie), 58 ans, entrée le 11 septembre 1880 salle Saint-Augustin, n° 26. Une voiture a passé sur la jambe gauche et sur le corps de la malade dont on ne peut d'ailleurs tirer grands renseignements : elle est sourde. On constate seulement, à l'entrée une ecchymose très accentuée qui occupe les régions antérieure et externe de la jambe gauche. Aucun signe de fracture.

Nous appliquons le thermomètre quinze jours après l'accident.

22 septembre.	Jambe gauche.	Jambe droite.	Différence.
Tiers infér. ant.	35°	33,5	1,5
— — ext.	34,8	34°	0,8
Mall. interne.	35,3	32,8	2,5
— externe.	35,5	32,8	2,7
Genou, sur l'ecchymose	33,8	33,5	0,3

24 septembre.	Jambe gauche.	Jambe droite.	Différence.
Tiers inf. ant.	34,5	34°	0,5
— — ext.	35,4	33,5	1,9
Mall. interne.	34,4	34,4	0,0
— externe.	35,4	34,5	0,9

OBSERVATION XLVII.

Contusions et ecchymoses du membre inférieur gauche.

L... (Félicité), 50 ans. Entrée, le 25 septembre, salle Saint-Augustin, n° 22.

Contusions nombreuses et ecchymoses sur la jambe gauche, suites d'une chute dans des escaliers. Cette chute remonte à cinq jours.

26 septembre.	Jambe gauche.	Jambe droite.	Différence.
Tiers supérieur.	35,8	34°	1,8
— moyen.	35,5	34°	1,5
— inférieur.	35,3	34°	1,3

OBSERVATION XLVIII.

Contusion violente du côté gauche par un arbre de couche.

T... (Jean), entré le 16 septembre salle Saint-Louis, n° 54. Con
tusion s'étendant de l'angle inférieur de l'omoplate jusqu'à 5 tra-
versde doigt de la crête iliaque.

16 septembre.	Côté gauche.	Côté droit.	Différence.
En haut.	35,5	34,7	0,8
En bas.	36°	34,4	1,6
Au niv. de la crète iliaq.	36,5	36,8	— 0,3

D'où il résulte que les contusions avec ecchymoses donnent lieu
à une élévation de température de 1 degré en moyenne. Il serait
intéressant de savoir si cette élévation persiste ou s'il n'y a pas au
contraire abaissement au bout de huit à quinze jours. Notre attention ne s'est pas portée sur ce point.

OBSERVATION XLIX,

Température du moignon d'un Lisfranc.

R... (Alix), 27 ans. Entrée, salle Saint-Angustin, n° 24, le 3 janvier 1880.

Au mois de février, sans cause bien définie, lymphangite de la
jambe gauche ; gangrène du pied. Amputation de Lisfranc le 12
avril.

Lorsque nous commençons à observer la malade, elle se plaint
de fourmillements dans le pied amputé (16 septembre) sensibles
surtout le soir pendant une heure. Une plaie consécutive à la lym-
phagite du mois de février, nous dit-on, persiste encore à la partie
postérieure du calcanéum ; mais elle suppure peu.

17 septembre.	Pied gauche.	Pied droit.	Différence.
Rég. ext. Tiers moyen.	32,5	26,9	5,6
Rég. int. — —	30°	27,1	2,9
Sur le lambeau.	28,7	26,3	2,4
Région dorsale.	29,5	28,4	1,1

9 décembre.	Pied gauche.	Pied droit.	Différence.
Mall. externe.	33,5	32,5	1º
— interne.	33,2	31,4	1,8
Rég. dorsale.	32,7	32º	0,7
Sur le lambeau.	32,3	30,7	1,6

21 décembre.	Pied gauche.	Pied droit.	Différence.
Mall. externe.	26,2	24,2	2º
— interne.	26º	22,5	3,5
Rég. dorsale.	28,3	26,7	1,6
Sur le lambeau.	27,7	21º	6,7

Les résultats obtenus dans cette observation sont contraires à ceux observés par M. Redard et publiés dans les *Mémoires de chirurgie* par le professeur Verneuil, (t. II, p. 795. Paris, 1880). M. Redard a toujours vu l'abaissement de la température des moignons.

Les conditions de tous les moignons sont-elles les mêmes? La gangrène sans cause connue, qui a nécessité l'amputation chez notre malade, a-t-elle changé l'économie de la circulation dans le moignon ?

Nous donnons nos chiffres sans autres réflexions.

OBSERVATION L.

Lymphangite ayant donné lieu à trois abcès.

M... (François), 54 ans. Entré le 11 septembre salle Saint-Louis, nº 45, pour une lymphangite du membre inférieur droit. Au bout de huit jours la lymphangite a disparu ; mais il est resté trois abcès qu'on ouvre et qui donnent issue à du pus de consistance gélatineuse.

20 septembre.	Jambe droite.	Jambe gauche.	Différence.
Sur un abcès.	35,4	29,8	5,6
— —	35°	29,5	5,5
— —	35,5	29,4	6,1
Sur la jambe. Tiers moy.	32,7	29,5	3,2

Il résulte de cette observation que la thermométrie locale est utile pour aider au diagnostic des abcès superficiels dans certains cas où la rougeur de ces abcès se confond avec celle des parties voisines; ce que nous avons noté dans ce cas.

OBSERVATION LI.

Cemmuniquée par M. le Dr P. Redard.

G..., 39 ans. Ulcère ancien de la jambe gauche. Plaques de lymphangite surtout marquées au niveau de la jambe ; traînées remontant le long de la cuisse. Maladie datant de deux jours.

Recherche de la température au moyen des plaques thermoélectriques au niveau des plaques de lymphangite.

Côté gauche malade, 36, le membre étant découvert pendant cinq minutes.

Température extérieure, 17°.

Côté sain : 32,8, couvert.

— 32°, découvert.

Au voisinage des plaques de lymphangite, et dans toute l'étendue de la cuisse :

Moyenne : côté malade, 35,2. Côté sain, 33,5.

Température rectale, 37,5.

— axillaire, 36,5.

Dans cette observation, on note la différence marquée entre la température comparée des deux membres, suivant que le malade est couvert de ses draps ou découvert. On remarque en outre *qu'au voisinage des plaques de lymphangite* et dans une zone assez étendue la température est élevée. Dans plusieurs observations d'érysipèle et de lymphangite, nous retrouvons cette même particularité.

Tumeurs du sein.

OBSERVATION LII.

Squirrhe du sein droit, à marche lente.

M... (Annette), 60 ans, entrée, le 7 octobre, salle Saint-Augustin, n° 3. Squirrhe du sein droit ayant débuté, il y a quatre ans, par un petit noyau bosselé qui resta stationnaire jusqu'au mois de juin dernier. A ce moment, la tumeur grossit peu à peu, mais sensiblement, pour atteindre, au commencement d'octobre, la grosseur d'un petit œuf de poule: elle s'ulcère alors, et donne pendant quelques jours un léger suintement sanguin. A l'entrée à l'hôpital, ce suintement s'est arrêté. L'état général est bon. Pas de ganglions axillaires.

8 octobre.	Sein droit.	Sein gauche.	Différence.
En dedans.	34,8	34,6	0,2
En dehors.	34,8	34,6	0,2
Au milieu.	34,8	34°	0,8

Le diagnostic a été confirmé par l'opération.

OBSERVATION LIII.

Squirrhe du sein gauche, à marche assez rapide.

M... (Augustine), 37 ans, entrée le 4 novembre salle Saint-Augustin, n° 29. Tumeur du sein gauche, ayant débuté il y a un an. Cette tumeur, de la grosseur d'un pois au début, s'est accrue peu à peu pour arriver à la grosseur d'un œuf de poule. Peau peu adhérente à la tumeur, bosselures peu marquées ; pas d'ulcération superficielle. Ganglions axillarie.

5 novembre.	Sein gauche.	Sein droit.	Différence.
Sur la tumeur. En haut.	36,5	35,5	1º
— — En bas.	36,5	35,4	1,1

Le diagnostic a été confirmé par l'opération.

OBSERVATION LIV.

Tumeur du sein droit, à marche assez rapide.

L... (Joséphine), 58 ans, entrée, le 22 décembre, salle Saint-Augustin, nº 23. Il y a un an, noyau comme une noisette dans le sein droit; accroissement progressif. Actuellement, la tumeur a le volume d'un gros œuf de poule; elle est stationnaire depuis deux mois. La malade accuse des douleurs dans l'épaule droite. Pas de ganglions axillaires.

23 décembre.	Sein droit.	Sein gauche.	Différence.
En haut.	35,2	30,4	4,8
En bas.	35,2	30º	5,2

Le malade a entretenu sur la tumeur de nombreux cataplasmes.

OBSERVATION LV.

Tumeur du sein gauche. Évolution rapide.

T... (Augustine), 44 ans, entrée, le 1er décembre, salle Saint-Augustin, nº 13. Au mois de juin dernier, première apparition dans le sein gauche d'une tumeur qui atteint très rapidement la grosseur d'un œuf de poule. Au bout d'un mois, cette tumeur a triplé de volume ; elle reste stationnaire depuis cette époque. Adhérences à la peau, non à la face profonde ; consistance très dure ; pas de douleurs. Ganglion volumineux dans l'aisselle.

3 décembre.	Sein gauche.	Sein droit.	Différence.
Partie supér.	35,5	33,3	2,2
— infér.	35,2	33,5	1,7
— intér.	35,1	32,6	2,5
— extér.	35,4	33,7	1,7

Le même jour, M. Redard a pratiqué l'exploration au moyen de son appareil thermo-électrique. Il a obtenu des résultats à peu près identiques ; élévation de 1°,5 ; 1°,2 ; 1°, dans les diverses régions de la tumeur.

On voit, par ces quatre observations de tumeurs malignes du sein, que la température est plus élevée sur la tumeur que sur la région symétrique opposée. Peut-être même pourrait-on dire que la température y est d'autant plus élevée que la marche a été plus rapide, ou *peut-être seulement* que la tumeur est plus ou moins profonde.

OBSERVATION LVI.

Adénome superficiel du sein gauche.

G... (Marie), 22 ans, entrée le 4 novembre salle Saint-Augustin, n° 10.

Il y a trois ans et demi, une tumeur du volume d'une noix, est sentie pour la première fois dans l'épaisseur du sein gauche. Cette tumeur augmente, puis diminue à l'époque des règles ; elle donne lieu à des élancements fréquents. Peu à peu le volume en a doublé. M. Verneuil porte le diagnostic adénome et fait faire une compression ouatée assez énergique.

21 septembre.	Sein gauche.	Sein droit.	Différence.
En dedans.	35°	33,5	1,5
En dehors.	35,4	34,5	0,9

M. Redard pratique, le même jour, l'exploration au moyen de son appareil. Il obtient des résultats conformes aux nôtres, 14 dixièmes d'élévation de température sur la tumeur.

La malade est sortie pendant quinze jours. Elle rentre le 23 décembre. La tumeur a plutôt augmenté, dit-elle. Elle éprouve des douleurs dans tout le bras gauche, et trouve dans l'aisselle deux ou trois petits ganglions très sensibles à la pression. Les douleurs dans le bras sont attribuées par la malade à la fatigue. Nous appliquons de nouveau notre thermomètre.

28 décembre.	Sein droit.	Sein gauche.	Différence.
En haut.	35,2	34,5	0,7
En bas.	35,4	34,7	0,7

L'adénome superficiel produit donc, lui aussi, une élévation de la température à son niveau. Et selon qu'il est plus ou moins profond sans doute, comme dans les tumeurs malignes, l'écart est plus ou moins considérable.

La thermométrie locale superficielle n'a donc rien à faire semble-t-il dans le diagnostic des tumeurs bénignes et malignes du sein.

Abcès

Observation LVII.

Abcès du sein, à répétition (abcès chronique).

G... (Augustine), 20 ans, entrée le 10 octobre salle Saint-Louis, n° 22. Est accouchée le 24 juillet, a nourri pendant dix à douze jours et n'a pas pu continuer. Le sein droit s'est tuméfié; il s'est formé un abcès qui s'est ouvert de lui-même. Deux autres abcès ont suivi, qui se sont ouverts dans les mêmes conditions.

Enfin, dans ces derniers temps, un quatrième abcès s'est reproduit et paraît envahir toute la glande mammaire.

11 octobre.	Sein droit.	Sein gauche.	Différence.
Sur la pointe de l'abcès.	35,7	33,8	1,9
Mamelle. Part. supér.	35,4	33,5	1,9
— Part. ext.	35,3	33,4	1,9
— Part. inf.	35,5	33,5	2°
— Port. int.	35,5	33,4	2,1

OBSERVATION LVIII.

Une aiguille dans le périoste huméral.

M... (Louise), 19 ans, entrée le 11 octobre salle St-Augustin, brancard. Une aiguille longue de 5 centimètres environ dans le bras, et dont la pointe est probablement enfoncée dans le périoste humérait la tête est très peu sensible à l'extérieur. Un peu d'inflammation des tissus circonvoisins. Nous appliquons le thermomètre pour juger s'il y a menace d'abcès prochain. L'écart entre les deux points symétriques n'est que de 1 degré 8 dixièmes. Il n'y a pas à attendre d'abcès.

11 octobre.	Bras gauche.	Bras droit.	Différence
Sur le point le plus douloureux.	32,4	30,6	1,8
Sur un point moins douloureux.	31,1	30,7	0,4

Nous avons plusieurs fois pris la température des abcès bons à ouvrir. Nous avons toujours trouvé un écart de près de 3 degrés, souvent plus, entre ce point déterminé et le point opposé symétrique.

Dans l'observation LVII, l'écart n'est que de deux degrés; mais nous avons affaire à un abcès subaigu.

Dans l'observation LVIII, la différence n'étant que de 1,8, il n'y pas imminence d'abcès, mais simplement inflammation par corps étranger. C'est précisément dans des cas de ce genre que le thermomètre, appliqué chaque jour localement, pourrait venir en aide au pronostic.

Observation LIX.

Ganglions scrofuleux de l'aisselle et de la région sus-claviculaire.

B... (Julie), 26 ans. Entrée le 14 septembre 1880 salle Saint-Augustin, n° 2. A la fin de février dernier, une petite tumeur de la grosseur d'une noisette s'est révélée sous le bras pour des élancements très marqués.

A l'entrée à l'hôpital, la tumeur a acquis le volume d'un œuf.

Une autre tumeur du même genre s'est montrée au-dessus de la clavicule gauche il y a trois mois. Grossissement lent, pas d'élancements de ce côté.

Nous avons exploré trois fois en l'espace de dix jours, puis, une quatrième fois six semaines après, les deux tumeurs.

Voici nos résultats d'abord pour la région de l'aisselle, puis pour la région sus-claviculaire.

Tumeur axillaire.	Côté droit.	Côté gauche,	Différence.
15 septembre.	35,7	34,8	0,9
22 septembre.	35°	35°	0,0
24 septembre.	34,6	34,1	0,5
13 novembre.	36°	36,7	— 0,7

Tumeur sus-claviculaire.	Côté gauche.	Côté droit.	Différence.
15 septembre.	35,5	36,1	— 0,6
22 septembre.	36°	35,3	0,7
24 septembre.	35,5	36,3	— 0,8
13 novembre.	37°	35,2	1,8

Dans les premiers jours de décembre, M. le professeur Verneuil a fait l'ablation du ganglion axillaire seulement. La malade va bien.

Comme on le voit, l'exploration thermométrique n'a rien à faire dans ce cas. Les résultats en sont contradictoires aux diverses époques; les ganglions étant pla-

cés très profondément n'ont aucun retentissement sur la
température superficielle de la région.

OBSERVATION LX.

Température dans un torticolis et dans une névralgie dentaire inférieure.

P..., étudiant en médecine, pris d'une violente névralgie dentaire, se fait une injection de morphine dans la peau du cou, vers
l'angle inférieur de la mâchoire. Le lendemain torticolis du côté
de l'injection (à gauche). Quant à la névralgie dentaire, elle n'a
été en rien influencée par la morphine

	22 novembre.	Côté gauche.	Côté droit.	Différence.
Vers l'angle infér. de la mâchoire.		35,3	35º	0,3

Vu la névralgie dentaire et faute de point douloureux bien dé-
fini, nous appliquons empiriquement le thermomètre au niveau
du trou mentonnier. Nous obtenons une élévation de 0,2 dixièmes
du côté non atteint.

Nous nous bornons à constater ces résultats sans
essayer d'en tirer de conclusions.

OBSERVATION LXI.

Lipome de la région sus-claviculaire gauche.

L... (Elise), 49 ans. Entrée salle Saint-Augustin, nº 3, le 22 septembre. Il y a quinze mois qu'un petit noyau de la grosseur d'un
pois s'est montré dans la région sus-claviculaire gauche. Accroissement très lent. En 1879 la tumeur a atteint le volume d'un petit
œuf de poule. Depuis la fin de juillet, elle a doublé, puis triplé de
volume. Elle ne produit aucune gêne pour la respiration ni pour
la déglutition.

23 septembre.	Côté gauche.	Côté droit.	Différence.
Sur la tumeur :			
En dedans	33,7	36,3	— 2,6
En dehors.	34,2	35,8	— 1,6
En bas.	32.4		
En haut.	35,4		
Au milieu.	32,5	35,5	— 3,0

L'ablation a eu lieu le 25 septembre. La malade sort complètement guérie le 8 octobre.

Dans ce cas, le diagnostic avait quelques raisons
d'hésiter entre un abcès froid, une tumeur maligne et
un lipome. La thermométrie locale, donnant un abaissement considérable de la température sur la tumeur, a
permis a priori d'écarter les deux premières affections
pour s'en tenir à la troisième.

OBSERVATION LXII.

Kyste de l'ovaire.

T... (Michel), 27 ans. Entrée le 24 juillet salle St-Augustin, n° 1.
Début du kyste il y 15 mois. La tumeur, prédominante à gauche au
mois d'octobre 1879, semble depuis le mois de mai 1880 être
tout entière passée à droite. A la fin d'octobre ponction explora-
trice qui confirme le diagnostic longtemps incertain.

Nous avons, avec une constance dont les motifs nous
échappent, pris jusqu'à 42 températures en trois séances
sur l'abdomen de cette malade.

Voici les conclusions qui découlent de ces recherches:

1° La *température a toujours été plus élevée à droite*, du
coté où prédominait la tumeur.

2° Dans la position horizontale, le sujet couché sur le dos, la température est plus élevée sur les parties déclives qu'aux alentours de la ligne blanche et sur la ligne blanche même.

3° Dans la région du pli inguinal, la température est de près d'un degré plus élevée que sur les régions les plus chaudes de l'abdomen.

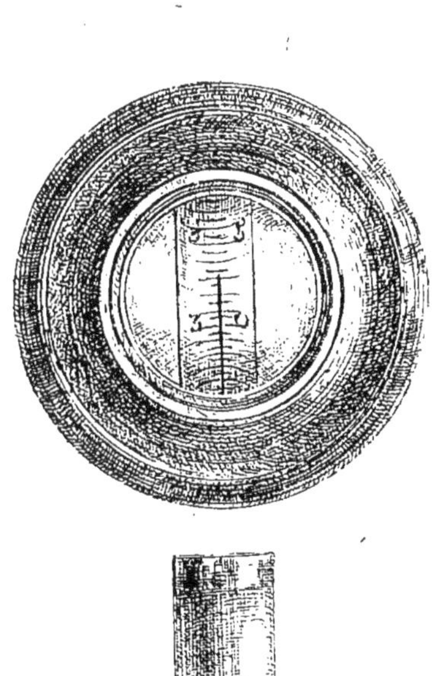
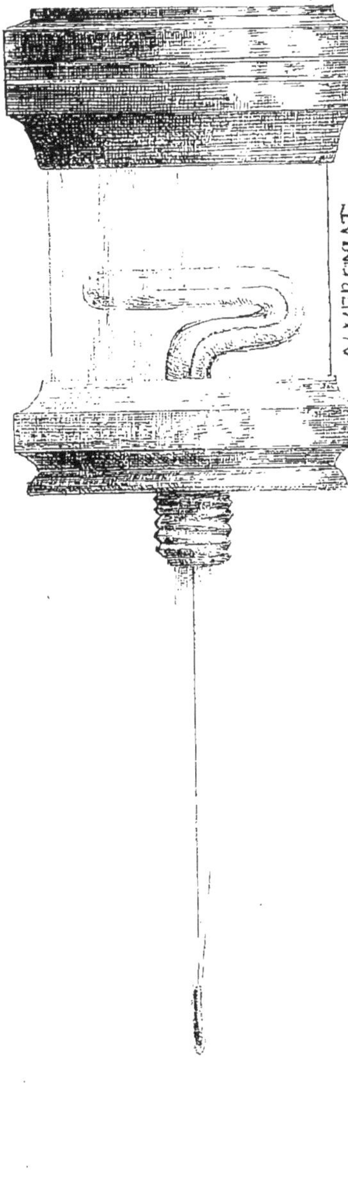
ALVERGNIAT.

Résumé.

La thermométrie locale superficielle nous indique, entre la température des parties malades et celle des parties saines symétriques, un écart variable dont on a pu tirer des éléments importants pour le diagnostic, le pronostic et le traitement.

Diagnostic : 1° Du siège des fongosités dans les tumeurs blanches. Ces fongosités présentent dans les cas graves, une élévation de 4 à 5 degrés sur la température de la région symétrique opposée;

2° De l'hygroma d'avec l'hydarthrose. L'hygroma se traduit par une élévation de température très marquée au niveau de la bourse séreuse enflammée, beaucoup moins marquée sur les parties latérales. Dans l'hydarthrose cette élévation est généralisée à toute la région;

3° De la hernie étranglée-sphacélée dont la température relative paraît se trouver abaissée de 5 dixièmes (Obs. XXXVII);

4° Du lipome. Celui-ci engendre, au niveau de la région soulevée, une différence en moins égale à 3 degrés, par comparaison avec les points symétriques;

5° Des gommes périostiques. Elles semblent donner lieu à une faible augmentation de chaleur du côté malade, et un peu plus tard, à la suite du traitement, à une diminution de cette même chaleur;

6° Des abcès froids. Ces abcès ne sont *froids* que relativement à la température des abcès chauds, mais présentent en réalité une augmentation faible il est vrai (de 3 à 5 dixièmes), de la T. locale. (Obs. XXXIV).

Pronostic. — Pour diverses affections, hydarthroses, tumeurs blanches, orchites blennorrhagiques, inflammation au voisinage d'un corps étranger, etc., le pronostic semble devoir être d'autant plus bénin que l'écart des températures entre les régions symétriques est moins accentué.

Traitement. — Sous le rapport des indications du traitement, la température locale fournit également quelques indications utiles, par exemple :

1° Dans les tumeurs blanches. Lorsque l'écart entre les deux articulations symétriques atteint 5 et 6 degrés, l'immobilisation absolue paraît indiquée ;

2° Dans l'entorse datant de moins de 24 heures, l'inflammation du voisinage de l'articulation ne débute guère avant cette époque. Le traitement devra donc varier selon qu'on aura affaire à la première ou à la deuxième période ;

3° Dans les gommes périostiques, dont le diagnostic est quelquefois difficile et incertain. La température locale, dans ces cas, donnant un écart très faible entre la région malade et la région saine symétrique confirme la nature syphilitique de la tumeur et permet d'instituer le traitement avec plus d'assurance.

Pour tous les autres cas rapportés dans notre travail, la thermométrie locale nous a permis de trouver un certain nombre de données intéressantes au point de vue de la physiologie pathologique, mais dans lesquelles nous ne trouvons actuellement que peu d'intérêt pratique pour la clinique chirurgicale. Nous n'avons donc pas à la rappeler dans un résumé.

A. Parent, imprimeur de la Faculté de Médecine, rue M.-le-Prince.

PUBLICATIONS

DE LA LIBRAIRIE ADRIEN DELAHAYE ET E. LECROSNIER

FONSSAGRIVES (J.-B), professeur de thérapeutique et de matière médicale à la Faculté de médecine de Montpellier, etc. **Traité de thérapeutique appliquée**, basé sur les indications, suivi d'un précis de thérapeutique et de posologie infantiles et de notions de pharmacologie usuelle sur les médicaments signalés dans le cours de l'ouvrage. 2 vol. in-8.................. 24 fr. »

WOILLEZ (E.-J.), médecin honoraire de l'hôpital de la Charité, etc. Traité **théorique et clinique de Percussion et d'Auscultation**, avec un appendice sur l'inspection, la palpation et la mensuration de la poitrine. 1 vol. in-18 avec 101 figures intercalées dans le texte .... 10 fr. «
Cartonné.. 11 fr. »

LEGRAND DU SAULLE, médecin de la Salpêtrière, etc. **Étude médico-légale sur les testaments contestés pour cause de folie.** 1 vol. in-8.. 9 fr. »

LEGRAND DU SAULLE. **Etude médico-légale sur l'interdiction des aliénés et sur le Conseil judiciaire**, suivie de recherches sur la situation ridique des fous et des incapables à l'époque romaine. 1 vol. in-8... 8 fr. »

LEVEN, médecin en chef de l'hôpital Rothschild, etc. **Traité des maladies de l'estomac.** 1 vol. in-8.................................. 7 fr. »

BUCHHOLTZ. **Guide élémentaire du médecin praticien.** 1 vol. in-18. Prix.. 5 fr. »

PETIT (H.), sous-bibliothécaire à la Faculté de médecine de Paris, etc. **Traité de la Gastostomie**, ouvrage précédé d'une introduction par M. le professeur Verneuil. 1 vol. in-8.......................... 6 fr. »

LANGLEBERT. **Aphorismes sur les maladies vénériennes**, suivis d'un formulaire magistral pour le traitement de ces maladies. 1 joli vol. in-32, avec fig., 2e édit., revue et augmentée.......................... 3 fr. 50

LANGLEBERT. **La syphilis dans ses rapports avec le mariage.** 1 vol. in-12 de 332 pages.. 3 fr. 50

BOSSU. **Lois et mystères des fonctions de reproduction considérées dans tous les êtres animés, spécialement chez l'homme et chez la femme.** 1 vol. in-12 avec 2 planches coloriées........................ 5 fr. »

MOUSSAUD. **Précis pratique des maladies des organes génito-urinaires.** 1 vol. in-12 avec fig. dans le texte........................ 5 fr. 50

NOTTA. **Médecins et clients.** 2e édit. 1 vol. in-18 de 188 pages...... 2 fr. »

RIANT (A.), professeur d'hygiène, médecin à l'Ecole normale du département de la Seine, etc. **Leçons d'hygiène** contenant les matières du programme officiel adopté par le ministre de l'instruction publique pour les lycées et les écoles normales. 2e édit. 1 beau vol. in-18. .... 6 fr. »

PIORRY. **La médecine du bon sens.** De l'emploi des petits moyens en médecine et en thérapeutique. 2e édit. 1 vol. in-12. .... 5 fr. »

BENOIST DE LA GRANDIÈRE. **Notions d'hygiène à l'usage des instituteurs et des écoles normales primaires.** 3e édit. 1 vol. in-18........ 1 fr. 50

LE BRET, président de la Société d'hydrologie médicale de aris, etc. **Manuel médical des eaux minérales.** 1 vol. in-18. Broché, 5 fr. 50. in-8 Cartonné.. 6 fr. »

GUICHET (A.). **Les Etats-Unis** (*United States America*). Notes sur l'organisation scientifique : les Facultés de médecine, les hôpitaux, la prostitution, l'hygiène, etc. 1 vol. in-18. .... 2 fr. 50

CULLERIER, chirurgien de l'hôpital du Midi, etc. **Des affections blennorhagiques : Leçons cliniques** professées à l'hôpital du Midi, recueillies et publiées par le Dr Royet, suivies d'un Mémoire thérapeutique, revues et approuvées par le professeur. 1861. 1 vol. in-8 de 248 pages........ 4 fr. »

RICORD, chirurgien de l'hôpital du Midi, membre de l'Académie de médecine, etc. **Leçons sur le chancre**, professées à l'hôpital du Midi, recueillies et publiées par le Dr A. Fournier, suivies de notes et pièces justificatives et d'un formulaire spécial. 2e édit. revue et augmentée. 1 vol. in-8 de 549 pages.. 7 fr.

FERDAS. **Études de physiologie théologique. Accouplement des sexes et mariages. Accouchements et embryologie selon les théologiens**, précédé d'une réponse à une lettre de M. Alexandre Dumas fils. 1 joli vol. in-18. Prix.. 2 fr.

Paris. — A. PARENT, imp. de la Faculté de Médecine, r. M.-le-Prince, 29-31